Медведь и Пчела

The Bear and the Bee

Традиционный Лекарственное использование меда в России

Traditional Medicinal Uses of Honey in Russia

Оглавление

1. Химический состав, биологические свойства меда продуктов и других пчеловодства...................................... 6

2. Обоснование использования меда, как эффективного лекарства....................................... 14

3. Заболевания органов дыхания. 18

4. Заболевания органов пищеварения. 28

5. Заболевания сердечно - сосудистой системы. 40

6. Заболевания нервной системы. 50

7. Заболевания органов зрения. 54

8. Заболевания кожи, лечение ран и ожогов. 56

9. Лечение других заболеваний. 60

Примечание: Информация в этой книга только для справочных целей. Лекарственные ссылки здесь, не должны использоваться без предвариель нойконсультации с врачом.

Chapters

1. Chemical composition and biological properties of honey and other products of beekeeping.. 7

2. Grounds for the use of honey and its effectiveness as medicine... 15

3. Respiratory illnesses.. 19

4. Illnesses of the digestive tract................................... 29

5. Illnesses of the heart and circulatory system................. 41

6. Illnesses of the nervous system................................ 51

7. Illnesses of the eyes and sight.................................. 55

8. Skin problems and the treatment of wounds and burns....... 57

9. Treatment of other illnesses.................................... 61

Note: The information in this book is for reference purposes only. The medicinal references here are not to be used without first consulting with a doctor.

Введение

Мед переплелись с русской жизни с самого начала. Из-за сурового климата, мед был единственным подсластитель для аа тысячу лет. В то время как богатые, возможно, имели ограниченный доступ к сахару из-за рубежа, в среднем по России был только один способ подсластить иначе очень скучный диеты - мед! Таким образом, мед получила почти мифическую репутацию. Он стал не только способ добавить сахар в рационе, но он способствовал свои целебные свойства, чтобы люди безопасной и здоровой.

Целебные свойства Мед были документы для тысяч лет, в основном, насколько древние египтяне и письменного языка. Что Россия добавить к этому длительный записи? Это в сочетании традиционного использования меда с уникальным флора и фауна крупнейшей страны в мире и ее северного климата. Самое главное, что в сочетании с медом уникальным набором растений и трав, чтобы сформировать уникальные комбинации для борьбы с болезнями и других болезней.

Цель этой книги является приведение таких традиционных видов использования меда в России для более широкой аудитории. Кроме того, он предназначен для обеспечения сравнения традиционных лекарственных использования меда в России на тех, и в других странах.

Дополнительный уникальный качество использования меда и комбинаций меда и различных местных трав и растений, является важность они играли в традиционном российском обществе. В дополнение к жизни во многих малых communitites, которые были отрезаны от торговли с другими странами, россияне часто не связаны с другими местами, которые могли бы поставлять другие общие лекарственные поставки из дальше далеко от дома. Таким образом, мед и медицина от него решающее значение для средних людей.

Эта книга предназначена для использования в качестве исторического повествования из многих исторических лекарственных использования меда в России. Мы надеемся, что вы найдете его интересным и полезным.

Автор и составитель этой книги Александр Шавкун и переводчик Марк Петри. Г-н Шавкун теперь отставной пчеловод многих десятилетий опыта, которые держали пчел недалеко от города Рыбное Рязанской губернии в России. Г-н Петри является его сын-в-законе и американского дипломата.

Honey has been interwined with Russian life since the beginning. Due to the severe climate, honey was the only sweetener for a a thousand years. While the wealthy may have had limited access to sugar imported from abroad, the average Russian had only one way to sweeten an otherwise very dull diet – honey! Thus, honey gained an almost mythic reputation. Not only was it a way to add sugar to the diet, but it contributed its medicinal properties to keep people safe and healthy.

Honey's medicinal properties have been documents for thousands of years, basically as far as the ancient Egyptians and written language. What did Russia add to this lengthy record? It combined the traditional uses of honey with the unique flaura and fauna of the largest country in the world and its northern climate. Most importantly, it combined honey with a unique set of plants and herbs to form unique combinations to combat diseases and other maladies.

The intent of this book is to bring these traditional uses of honey in Russia to a broader audience. Additionally, it is designed to allow for the comparison of the traditional medicinal uses of honey in Russia to those in other countries.

An additional unique quality of the uses of honey and combinations of honey and various local herbs and plants is the importance they played in traditional Russian society. In addition to living in many small communitites that were cut off from trade with other countries, Russians were often not connected to other places that could supply other common medicinal supplies from farther afield. Thus, honey and medicine from it was critical to average people.

This book is meant to serve as a historical account of the many historic medicinal uses of honey in Russia. We hope that you find it interesting and useful.

The author and compiler of this book is Alexander Shavkun and the translator is Mark Petry. Mr Shavkun is now a retired beekeeper of many decades of experience, who kept bees near to town of Rybnoye in Ryazan province in Russia. Mr. Petry is his son-in-law and American diplomat.

1

Химический состав, биологические свойства меда и других продуктов пчеловодства

Химический состав **меда** весьма сложен и разнообразен. В нем содержится более 300 веществ - углеводов, органических кислот и их солей, азотистых соединений (аминокислот, белков, амидов, аминов), минеральных веществ, витаминов, гормонов, ферментов, высших спиртов (маннита, дульцита и др.), эфирных масел, красящих веществ, терпеноидов, стеролов, фосфатидов и других липидов.

Влияние меда на организм человека многообразно. Однако во многих отношениях его воздействие на физиологические процессы еще не изучено.

Достоверно известно следующее:
• мед - прекрасный *высококалорийный* пищевой продукт (100г дают около 350 ккал). Вкусный и ароматный сам по себе, он улучшает вкус пищи;
• хорошо усваиваемый в организме, мед является весьма ценным *диетическим продуктом;*
• обладает регулирующим действием на аппетит: усиливает ослабленный, тормозит повышенный. Двояко *действует и на секреторную функцию* желудка: или повышает ее, или понижает в зависимости от способа и условий применения;
• оказывает нормализующее и послабляющее *влияние на кишечник* при вялой перистальтике и запорах;
• после перенесенных некоторых инфекционных заболеваний (дизентерия, сальмонеллез, и др.) и лечения соответствующими антибиотиками в кишечнике больного, как правило нарушается равновесие между нормальной, естественно сосуществующей с человеком микрофлорой и случайными неблагоприятными для организма бактериями: возникает дисбактериоз. Использование меда в сочетании с ацидофильным молоком и другими кисломолочными продуктами способствует *восстановлению обычного состояния кишечной микрофлоры.* Особенно эффективно при *дисбактериозе* сочетание меда с такими препаратами, как колибактерин, бификол, лактобактерин;
• быстрая всасываемость меда в кишечнике и поступление в печень обеспечивают *стимулирование многообразных ее функций,* благоприятно влияет на *сердечно-сосудистую и нервную системы;*

1

Chemical composition and biological properties of honey and other products of beekeeping

The chemical composition of **honey** is extremely complex and multifaceted. It contains more than 300 substances, including carbohydrates, organic acids and salts, nitric compounds (amino acids, proteins, amides, amines), minerals, vitamins, hormones, enzymes, higher alcohols (mannitol, dulcites), aromatic oils, colorings, sterols, phosphates, phosphatides, and other lipids.

The influence of honey on human health is many-fold. However, in many respects its impacts on physiological processes have still not been studied.

The following information is known.

• Honey is a very *high calorie* food (100 grams gives about 350 kilocalories). Delicious and aromatic by itself; it also increases the taste of food.

• Being easily absorbed by the body, honey appears to be a very valuable *dietary component.*

• It possesses a regulatory effect on the appetite: heightens relaxation, halts a growing appetite. It has a twofold action on *secretory functions of the stomach*: it either heightens or lowers the function of the stomach independently from the methods and conditions of its consumption.

• It acts to normalize and weaken the influence on the bowels and relieves sluggish peristalsis and constipation.

• Against a broad range of infectious diseases (dysentery, salmonella, and others) and treatment of the sick person with the corresponding antibiotics, honey acts as an antibacterial agent to correct the disturbed the balance between normal and natural microorganisms and accidental, harmful bacteria. The use of honey in combination with acidophilus milk and other sour milk products helps in the restoration of the *normal composition of stomach microorganisms.* Honey with preparations of *antibacterials* (colibacterin, bifocals, and lactobacterin) is especially effective against dysbacteriosis.

• The rapid digestion of honey in the stomach and absorption in the liver *stimulation for a wide range of honey's functions*; favorably influencing the circulatory, digestive, and nervous systems.

- отмечено *усиление обменных процессов*, ощутимое повышение.
- *противотоксическое действие каталазы меда, нейтрализующей перекись водорода,* которая образуется в организме человека в результате воздействия различных неблагоприятных факторов: бактериальных и вирусных заболеваний, резких изменений погоды, стрессовых состояний, переутомления и др. Перекись водорода, задерживаясь в клетках печени и эритроцитах, нарушает их жизнедеятельность;
- по мнению многих ученых, регулярный прием меда способствует не только хорошему самочувствию и работоспособности, но и *сохранению молодости, продлению жизни* (Н.П.Иойриш, 1976);
- в разных странах мед традиционно употребляют в *качестве противоядия* при отравлении растительными, животными и минеральными ядами. В народной медицине несколько ложечек меда с холодной водой или теплым чаем употребляются как противоядие при укусах змей и бешеных собак, при пищевых отравлениях;
- натуральный пчелиный мед обладает также и сильными *противомикробными свойствами,* порой даже более сильными, чем антибиотики. 9 -10%-ный раствор меда убивает многих микробов через 24-48 часов. Природа этих свойств истолковывается по-разному: сахара, органические кислоты, ферменты - ингибин и глюкозооксидаза. В меде имеются антибиотики -фитонциды, тормозящие размножение некоторых гноеродных бактерий, в частности стафилококков и стрептококков, а также некоторых простейших - возбудителей трихомонадных заболеваний;
- в Египте, Сирии и Древней Греции *противомикробные свойства* меда использовали совместно с воском при бальзамировании. Только благодаря меду тело Александра Македонского сохранялось более 300 лет. А в египетских пирамидах около города Гизы в сосуде с медом было найдено хорошо сохранившееся тело младенца 800-летней давности;
- мед успешно использовался и используется в настоящее время для *консервирования* различных растительных и животных пищевых продуктов, например, сливочного масла. Древние римляне консервировали медом коренья, цветы, семена, мясо и даже редкостную дичь, доставляемую из далеких завоеванных стран.

The regular use of honey (100-150 grams daily), instead of sugar, notably strengthens the metabolism, increasing muscle ability and decreasing activity of the heart.

• The *anti-toxin action of metabolized honey* neutralizes exchange of the hydrogen which forms in the body as a result of a combination of different unfavorable factors: bacterial and viral illnesses, sharp changes in weather, stress, fatigue and others. Hydrogen exchange, which takes place in the cells of the liver and erythrocytes, disrupts this activity.

• In the opinion of many scientists, regular use of honey helps not mood and ability, but *preserves youth and prolongs life* (N.P. Urish, 1976);

• In different countries, honey is traditionally used as a *cure for poisons* from dangerous plants, animals, and mineral compounds. In traditional medicines, a few spoonfuls of honey with cold water or warm tea are used against snake and rabid dog bites and food poisoning.

• Natural bee honey possesses strong *anti-bacterial properties*, in some ways even stronger than antibiotics. A 9-10% honey solution kills many microbes after 24-48 hours. The nature of these antibacterial substances is explained in different ways: sugar, organic acids, enzymes for inhibins and glucose oxidase. Honey also has antibiotics, phytocides, which stops multiplication of different bacteria, in part staphylococcus and streptococcus.

• In Egypt, Syria and ancient Greece, the anti-microbial substances of honey were used together with wax for embalming. Thanks only to honey was the body of Alexander the Great preserved for more than 300 years. And in Egyptian pyramids, near the town of Giza, vessels filled with honey were found the near the well preserved body of a child more than 800 years old.

Honey was and is successfully used in the present day for conservation of different plant and animal edible products, for example, cream. Ancient Romans conserved roots, flowers, seeds, meat, and even rare game delivered from far conquered countries with honey.

Арабы и сейчас, в наши дни, для предохранения мяса от гниения консервируют его в меде;

• выявлено также благоприятное *стимулирующее влияние меда* (его биогенных стимуляторов) *на общее самочувствие, умственную и физическую работоспособность* человека, так как мед способствует расширению сосудов головного мозга и сердца, чем улучшает деятельность нервной и эндокринной систем. Это действие меда усиливается микроэлементами и биогенными стимуляторами, активизирующими, по данным академика Филатова, деятельность ферментов тканевого дыхания и повышающими общий жизненный тонус организма;

• установлена и *биологическая активность меда*, в нем обнаружены ростовые вещества - биосы, или ростовой фактор. Ростовые вещества возбуждают рост здоровых клеток в тканях человека и животных, усиливают их размножение. Роста злокачественных клеток они не вызывают;

• наблюдения над людьми старческого возраста показали, что при ежедневном употреблении 80-100 г. меда у них появляется бодрость, улучшается аппетит, сон и состав крови, увеличивается процентное содержание гемоглобина и количество эритроцитов в крови, а это есть *путь к долголетию.*

Перга - натуральный продукт, приготовленный пчелами из цветочной пыльцы и меда с добавлением секретов их желез. Химические составляющие перги близки цветочной пыльце, но отличаются повышенным содержанием углеводов и молочной кислоты и пониженным содержанием белков и жиров. Она содержит аминокислоты, углеводы, витамины, флавоноиды, обладающие Р-витаминным действием, липиды, эфирные масла, минеральные вещества, воду. Благодаря такому богатому химическому составу перга оказывает многостороннее положительное влияние на организм человека. Она повышает общую устойчивость и функциональную активность органов и тканей; укрепляет иммунную активность органов и тканей; укрепляет иммунную систему; проявляет антибактериальную активность; благоприятно влияет на систему кроветворения; повышает упругость кровеносных капилляров, нормализуя их проницаемость. Значительное количество ненасыщенных жирных кислот (линолевой и линоленовой) снижает уровень холестерина в крови.

- Arabs now use honey to conserve meat and naturally protect meat from rot.
- Favorable stimulating influences of honey (its biologically created stimulants) on general well being, intellectual and physical workings of the body have been discovered. Additionally, honey helps to spread to the blood vessels of the brain and heart and improves the activity of the nervous and endocrine systems. According to the Filatov Institute, those properties of honey are strengthened with micro-elements and natural stimulants, to create beneficial anti-viral agents. It has action on the enzymes of tissue respiration and increases the overall vitality of the organism.
- It has been established that the biological activity of honey is revealed in growth substances - growth factor. These growth substances raise the size of healthy cells in the tissues of humans and animals, and strengthen the tissue multiplication. The size of poor quality cells is not raised.
- Experiments with older people have shown that everyday use of 80-100 grams of honey appears to increase vivacity, appetite, sleep, and the composition of blood. The composition of blood shows an increased percentage of hemoglobin and number of erythrocytes in the blood and that is the path to a long life.

Fermented pollen - a natural product prepared by bees from flower pollen and honey with an added secretions from their glands.

The chemical make up of fermented pollen is close to flower pollen but has an increased concentration of carbohydrates and lactic acids and a lower composition of protein and oil. It is composed of amino acids, carbohydrates, vitamins, flavonoids, R-vitamins, lipids, essential oils, minerals, and water.

Thanks to the rich chemical makeup of fermented pollen, it shows multiple positive influences on the human body. It increased the general stability and functional activity of organs and tissue, strengthens the immune activity of organs and tissues, strengthens the immune system, shows anti-bacterial activity, a positive influence on the system of blood generation, increases elasticity of capillaries, while normalizing their permeability. A significant number of unsaturated fatty acids (linoleic and linolenic) decrease the level of cholesterol in the blood.

Биологически активные вещества перги оказывают положительное влияние на слизистую оболочку желудочно - кишечного тракта, на выделительную функцию желез, функционирование печени, щитовидной железы. У больных, принимавших пергу, увеличивается содержание гемоглобина крови, нормализуется количество белков, соотношение *а-* и *в*-глобулинов; липидный спектр крови при гиперлипидемии и гиперхолестеринемии.

Положительные результаты лечения пергой (например на кафедре госпитальной терапии Рязанского мединститута В.А. Фоминой, В.Г. Окороковым и др., больным назначали пергу в дозе 15 - 30 г. в сутки внутрь в течение 25 дней) показали, что ее можно использовать наряду с другими продуктами пчеловодства для лечения ишемической болезни, миокардита, анемии, некоторых заболеваний желудочно - кишечного тракта в качестве дополнительного нефармакологического метода.

- **Прополис,** или пчелиный клей, - это клейкое смолистое вещество, собираемое пчелами с растений разных видов и перерабатываемое ими в ульях.
    - В состав прополиса входит более 50 веществ. Все они по общности некоторых свойств объединены в четыре группы: смолы, бальзамы, эфирные масла и воск.
- **Смолы** (около 55 % состава) состоят главным образом из органических кислот, среди которых выделены коричная, 4-рски-3-метоксикаричная, кофейная, феруловая и другие.
- **Бальзамы** (около 15 % состава) представляют собой сложные продукты, в состав которых входят эфирные масла, дубильные вещества, терпеноиды, ароматические альдегиды (в том числе из扑ванилин).
- **Эфирные масла** (около 8 % состава) обусловливают аромат и отчасти вкус прополиса. Они представляют собой сумму веществ полутвердой консистенции светло-желтого цвета с сильным своеобразным запахом и горьким вкусом со жгучим оттенком. Их состав зависит прежде всего от вида растений и района их произрастания.
- **Воск прополиса** (около 22 % состава) обычно мягкой консистенции, светлоокрашенный.

The biologically active substances in fermented pollen show positive influences on intestinal membranes, the intestinal tract, the distributive functions of glands, the function of the liver, and pituitary glands. Sick people who have taken fermented pollen increase the amount of hemoglobin in the blood and normalize the amount of protein (which is correlated to A and B globulin, lipids in the blood for hyperlipidemia and hypercholesterolemia).

Treatment with fermented pollen positively shows that other products of honey can be used for the treatment of coronary artery disease, myocarditis, anemia, and other illnesses of the stomach or intestinal tract in the course of additional non-pharmacological methods. For example, hospital therapy used in the Ryazan Medical Institute, by V.A. Forin, V. G. Okorov, etc., shows where the sick were given fermented pollen in doses of 15 - 30 grams a day in a 25 day treatment.

- **Propolis** or bee glue - this sticky resinous substance is collected by bees from plants of different types and is re-worked by the bees in the hive.
    - o   Propolis is composed of more than 50 substances. All of them, in general, have properties tied to four groups: resin, balm, essential oils, and wax.
- **Resin** (about 55% of total composition) contains a large part of organic acids, among which is distributed cinnamon and coffee aromas and ferulic acid.
- **Balm** (about 15% of the composition) is made up of complex products in which include essential oils, tanning agents, terpenoids, and aromatic aldehydes (including izovanilin).
- **Essential Oils** (about 8% of the composition) consist of the aroma and the taste of propolis. It presents itself as a semi-hard substance with a light yellow color with strong complex smell and bitter taste with a taste of pepper. Its composition depends mainly on the type of plant and the region where it grows.
- **Wax of the propolis** (about 22% of the composition) normal soft consistency and is light colored.

Биологическую активность прополиса до сих пор не удается связать с каким-либо отдельным соединением или группой родственных веществ. Вероятнее всего
она обусловлена действием всего комплекса химических соединений, входящих в состав продукта. Следует лишь отметить, что биологические свойства прополиса очень разнообразны. Он обладает антисептической (противомикробной), противогрибковой, антивирусной, противовоспалительной, ранозаживляющей активностью. Стимулирует регенерацию тканей, повышает иммунологическую реактивность организма, задерживает прорастание семян, затормаживает рост растений. Все это широко подтверждено многочисленными исследованиями учеными разных стран.

2

Обоснование использования меда как эффективного лекарственного средства.

Являясь источником легко усваиваемых углеводов - глюкозы и фруктозы, содержа в себе уникальный набор витаминов, минеральных веществ, органических кислот, ферментов, микроэлементов, противобактериальных веществ, биогенных стимуляторов, мед можно назвать удивительным лекарством, оказывающим благоприятное воздействие на организм человека.

• особое значение фруктозы, которой богат мед : повышенное усвоение углеводов и благоприятное влияние их на обмен жиров и белков (В. Смольников, Судуджан, 1971);

• наличие комплекса веществ, обеспечивающих нормальный обмен веществ в сердце и хорошую сократительную деятельность миокарда;

• присутствие в меде разнообразных микроэлементов в соотношении, сходном с таковым в крови человека (К. А. Кузмина, 1962, Н. П. Иойриш);

• наличие каталазы, инактивирующей перекись водорода, задерживающуюся в печени и эритроцитах;

• ощелачивающее влияние при внутреннем употреблении, обеспечивающее оптимальные условия для антитоксической функции печени;

Up to now, the biological activity of propolis has not been successfully linked with any kind of single compound or general group of related compounds. It is probably based on the action of a large number of complex chemical compounds. Naturally, the biological composition of propolis is very complicated. It possesses anti-septic (anti-microbial), anti-fungal, anti-viral, anti-inflammatory and wound healing activity. It stimulates the regeneration of tissue, increases the immune response of the body, helps the growth of seeds, and stops the growth of plants. Researchers in different countries are studying all of these affects.

2

Grounds for the use of honey as an effective medicinal substance

While sources easily establish the carbohydrate - fructose and glucose – composition of honey, it also has a unique set of vitamins, minerals, organic acids, enzymes, micro-elements, antibacterial substances, and biological stimulants. Overall, honey may be called a wonderful medicine, showing a positive impact on the human body.

• Honey is especially rich in fructose: it promotes a higher adoption of acids and has positive influences on using fat and protein (V. Smolnikov, Sududzhan, 1971).

• The presence of complex substances guarantees a normal exchange of substances in the heart and good heart function.

• The presence in honey of complex micro-elements in conjunction like similar substances in the blood of humans (K.A. Kuzmina, 1962, N.P. Urish).

• The presence of catalysts and inactive (passive) exchange of hydrogen lingers in the liver and red blood cells.

• Honey has an alkalizing influence on internal utilization that guarantees optimal levels for anti-toxic functions of the liver.

- бактерицидное действие в отношении некоторых гноеродных бактерий: стафилококков и некоторых простейших, возбудителей болезней слизистых оболочек;
- противовоспалительное и противоаллергическое действие (С.Младенов, 1971);
- консервирующее действие по отношению к различным веществам растительного и животного происхождения:
- присутствие ростового фактора, усиливающего размножение здоровых клеток;
- улучшение самочувствия ;
- повышение аппетита и улучшение усвоения пищи.

Мед - средство неспецифической терапии, нормализующее физиологические функции организма, стимулирующее его защитные и другие свойства, поэтому его необходимо рекомендовать в комплексном лечении различных заболеваний (при отсутствии противопоказаний).

Методы лечебного применения меда.

- прием в неразведенном виде и запивание теплой водой, чаем, молоком, простоквашей или другими пищевыми продуктами;
- прием внутрь в виде растворов разной концентрации (10 - 20%);
- ионогальванизация - электрофорез 50 %-ного раствора через кожу с анода;
- введение растворов разной концентрации через зонд в желудок, двенадцатиперстную кишку и кишечник;
- ингаляция растворов с помощью ингаляторов и подручных средств;
- полоскание полости рта и носоглотки 10-20-30%-ным раствором;
- закапывание в глаза и нос 30% - ного водного раствора;
- наложение ватных и марлевых тампонов, смоченных в жидком меде или его 50 % - ном растворе;
- смазывание кожи, слизистой носа и губ;
- Прием меда с лекарственными растениями, антибиотиками с целью усиления их действия, например, при лечении дезентерии.

- There is an anti-bacterial action in relationship to different kinds of dangerous bacteria: streptococci and other cold viruses, and illnesses of the intestinal membranes.
- Anti-aging and anti-allergy action (S. Mladenov, 1971).
- Preservative effect in relation to different substances of plant and animal production.
- Presence of growth factors, which strengthen aspects of the health of cells.
- Increase feeling of well being.
- Increased appetite and increased digestion of food.

Honey can be a method of non-specific therapy, which normalizes physiological functions of the body while stimulating its protection and other qualities. Therefore it is necessary to recommend it in a complete treatment of different illnesses (only in the absence of negative reactions).

Methods of Medicinal Use of Honey

- Use in its natural form and drinking it with warm water in tea, milk, fermented beverages, or with other foods.
- Able to use it in a solution of differing concentrations (10% - 20%).
- Iono-galvination – Electrophoresis through a 50% solution through the skin from the anode
- Introduction of the solution of various concentrations by gastric intubation in the stomach, duodenum, and intestines
- Inhalation of solutions using inhalers and available tools;
- Rinsing of the oral cavity and nasopharynx with a10-20-30% solution;
- Drip a 30% honey and water solution in the eye and nose.
- Use a cotton swab, moistened in thick honey or in 50% honey/water solution.
- Spread on the skin of a runny nose or lip.
- Use of honey with medicinal plants, anti-biotic and with the goal of increasing their activity, for example, for the treatment of dysentery.

3

Заболевания органов дыхания.

• При *простудных заболеваниях* хорошо принимать липовый, донниковый мед, которые дают наилучший положительный результат. Мед эффективен с малиной и другими лекарственными растениями, обладающими потогонным или отхаркивающим действием. При этом наблюдается взаимоусиливающий лечебный эффект.

• Полоскание рта и горла водным раствором меда *снимает воспаление миндалин,* кроме того, очищает зубы, делая их белыми.

• Заварить 1 ст. ложку цветов липы мелколистной в стакане кипятка. Через 20 минут процедить и добавить 1ст. ложку меда. Принимать как *потогонное средство* по 1/4 - 1/2 стакана.

• Заварить 2 ст. ложки сухих (или 100 г. свежих) ягод малины в стакане кипятка. Через 10 -15 мин. Добавить 1 ст. ложку меда и в теплом виде принимать как *потогонное средство* перед сном.

• 1 ст. ложка цветов липы, 1ст. ложка ягод малины, 1 ст. ложка меда на стакан воды. Принимать по 1/2 стакана 2 -3 раза в день как *потогонное средство* до наступления улучшения.

• Ягоды малины 2 части, листья мать-и-мачехи 2 части и 1 часть душицы. К стакану отвара добавляется 1 ст. ложка меда. Принимать по 1/2 стакана 2 - 3 раза в день *при простудных заболеваниях и гриппе,* до наступления улучшения.

• Заварить 1 ст. ложку высушенных цветов ромашки обыкновенной в стакане кипятка, остудить, процедить, добавить 1 ч. ложку меда. Применять для полоскания рта и горла при *ангине, воспалении миндалин.*

• *При простудных заболеваниях и гриппе* рекомендуется употреблять смесь меда с соком хрена или с чесночной кашицей в соотношении 1:1. Эта смесь принимается перед сном по 1 ст. ложке и запивается теплой водой.

• При появлении ранних симптомов *гриппа* (слабость и ломота во всем теле, озноб, головные боли, боли в глазных яблоках и надбровных дугах, усиливающиеся при повороте глаз в стороны, сухой кашель, заложенность носа, быстрое повышение температуры), ложитесь в постель и накройтесь теплым одеялом. На всю поверхность грудной клетки спереди и сзади, захватывая поясницу (за исключением сердца), сделайте горчичное обертывание.

3

Respiratory Illnesses

• For *colds*, it is good to taken linden flowers and clover honey to get especially positive results. Honey is effective with raspberry and other medicinal plants which possess properties causing the body to sweat or expectorate. It is observed that this combination strengthens the healing effect.

• Rinse the mouth and throat with a water solution of honey *removes inflammation of the tonsils* and also cleans the teeth, while making them white.

• Boil 1 tablespoon of linden flowers. After 20 minutes, filter and add 1 tablespoon of honey. Take 1/4-1/2 a cup of that *diaphoretic (sweat inducing) solution*.

• Boil 2 tablespoons of dried raspberries (or 100 grams fresh raspberries) in one cup of water. After 10-15 minutes, add 1 tablespoon of honey and take the sleep inducing warm solution before bed.

• Place 1 tablespoon of linden flowers, 1 tablespoon of raspberries, and 1 tablespoon of honey in a cup of water. Take ½ cup 2-3 times a day of this *diaphoretic solution* for preventative care.

• Take raspberries in two parts, tea leaves and oregano. To a cup of boiled water, add 1 tablespoon of honey. Take ½ cup 2-3 times a day *for colds and flu* until you feel better or use as a preventative treatment.

• Boil 1 tablespoon dried chamomile flowers in a cup of water, allow to cool down, filter, and add 1 teaspoon of honey. Take as a mouth rinse for *tonsillitis or inflamed tonsils*.

• For *colds and flu*, it is recommended to use a mixture of honey and horseradish juice or garlic drops in a ratio of 1:1. One tablespoon with a cup of warm water should be taken before bed.

For early signs of *flu* symptoms (weakness and acute pains in the entire body, chills, achy head, pain in the eyes, and sinuses which increases as the eyes are turned to the side, dry cough, stuffy nose, and a quick rise in temperature) lay in bed and cover yourself with a warm cover. Use a mustard wrap to cover the whole top of the chest and back (with the exception of the heart), while holding the small of the back.

Больному в постели придают полу сидячее положение и одновременно делают горячую горчичную ножную ванну. Затем дают выпить настой лекарственных трав: липового цвета, цветков бузины, сушеницы топяной, ромашки, календулы, брусничного листа, горца птичьего (спорыша), листа эвкалипта - в теплом виде не менее двух стаканов (лучше 3 - 4 стакана). К настою добавляют мед из расчета 1 - 2 столовых ложки на стакан и малиновое варенье - столовую ложку. Этот настой лекарственных трав с медом обладает сильным потогонным и мочегонным действием, благодаря чему из крови с потом и мочой выводится большое количество вируса гриппа, и организм может сам справится с возникшей инфекцией. Для закрепления достигнутого эффекта рекомендуется еще два - три дня побыть дома, принимая в это время мед и спиртовую настойку прополиса 3 - 4 капли с настоем трав три - четыре раза в день.

• *При простудных заболеваниях, кашле, ангине* - сок половины лимона смешать с одной столовой ложкой меда принимать по чайной ложке каждый час. Налицо отхаркивающий и смягчающий слизистую эффект.

• *При ангине* на 50 грамм сока черной редьки добавляют одну чайную ложку меда и этой смесью полоскают горло, а раствор проглатывают. Этот рецепт весьма показан больным хроническим тонзиллитом в весеннюю и зимнюю пору.

• Эффективное средство при *ангине* в любой стадии - прополис. Медленно жевать после еды кусочек прополиса величиной с ноготь; за день нужно съесть около 5 г прополиса. Быстро помогает только хороший прополис, который вызывает во рту жжение и небольшое онемение языка. Можно класть прополис на ночь за щеку.

• При *заболеваниях верхних дыхательных путей* (рините, ларингите, трахеите, бронхиальной астме) эффективны медовые ингаляции 30 % - ым раствором меда на воде. Для этого в домашних условиях эту процедуру можно проводить с помощью чайника с резиновой трубкой на соске. После закипания воды добавляют нужное количество меда и через трубку осторожно вдыхают пары воды с медом. По мере остывания воды с медом в чайнике ее периодически подогревают. Длительность процедуры 15 - 20 минут.

Place hot mustard in foot bath of the sick person who is simultaneously in the bed in a lying position. Then give a drink of medicinal herbs: linden flowers, elder flowers, dried chamomile, marigolds, cowlery leaves, eucalyptus leaves, cranberry leaves, and knotweed. To not less than 2 cups of that mixture, add 1–2 tablespoons of honey and 1 tablespoon of raspberry jam. This extract of medicinal herbs with honey possesses strong diaphoretic (sweating) and diuretic action, a large number of viruses depart through blood and sweat and urine and the body may heal itself against a rise of infection. To strengthen the comprehensive effect, another 2-3 days at home is recommended while taking honey and this extract of propolis 3-4 drops with herb extract 3-4 times a day.

• For *colds, coughs, tonsillitis* – the juice of ½ lemon mixed with 1 tablespoon of honey taken in a teaspoon every hour. Presently, coughing will soften the effect on the intestine.

• For *chest pain*, add 50 grams of black radish juice to 1 teaspoon of honey and this mixture will coat the throat as the solution is swallowed. This recipe is very helpful for chronic sore tonsils in fall and winter.

• An effective substance for tonsillitis in any case is propolis. After a meal, slowly chew a piece of propolis about the size of a fingernail. For the day it is necessary to eat about 5 grams of propolis. Good propolis burns the mouth slightly and causes slight numbness of the tongue and quickly helps. You may also place propolis in the cheek overnight.

• For *illnesses of the upper respiratory tract* (rhinitis, laryngitis, bronchial asthma) an effective honey treatment is made up of a 30% solution of honey in water. For making this in the home, this procedure can use the help of a teapot with rubber nipple spout. After boiling the water, add the necessary amount of honey and carefully, through the spout, breath in the steam with the honey. Place water with honey in the teapot and periodically warm it up. Continue the procedure for 15-20 minutes.

• Для эффективного лечения *фарингитов, ларингитов,* а также для ингаляций при острых респираторных инфекциях, используют медово - каланхойную эмульсию с прополисом. Для приготовления 100 г эмульсии смешивают 80 г меда, 15 мл сока каланхое и 7 мл 10 % спиртовой вытяжки прополиса. Получается эмульсия сметанообразной консистенции с приятным ароматом, которой смазывают слизистую оболочку рта , миндалин и задней стенки глотки. Курс лечения 20 дней.

• Для лечения *хронического фарингита* хорошие результаты дает смазывание слизистой оболочки задней стенки глотки 30 % - ной спиртовой вытяжкой прополиса, смешанной с глицерином в пропорции 1:2 .

• Для лечения *катаров* верхних дыхательных путей, *фарингитов, трахеитов,* хронических *пневмоний и бронхиальной астмы у детей* успешно используются ингаляции 5 % - ного спиртового раствора прополиса в виде эмульсии в масле шиповника, персика или абрикоса в разведении 1:3, 1:2 и 1:1 - курс от 5 до 20 сеансов длительностью 1 - 3 - 5 минут.

• При *кашле* помогает сок лимона с медом. Один лимон варят 10 мин. На медленном огне. Вынув лимон из сосуда и разрезав его пополам, выдавливают сок. К соку добавляют 2 столовые ложки глицерина, размешивают и до края стакана наливают мед. При слабом кашле пьют по одной чайной ложке в день, при ночном кашле - одну чайную ложку перед сном и вторую во время пробуждения от кашля ночью.

• Эффективное *средство от кашля* - мед с соком черной редьки. В верхней широкой части тщательно вымытой редьки ножом делают углубление для 2 столовых ложек меда. Редьку с медом помещают в сосуд в вертикальном положении, накрывают плотной бумагой и настаивают в течение 3 - 4 часов. Принимают полученный препарат по 1 чайной ложке 3 - 4 раза перед едой и перед сном.

• При *кашле* (по типу затянувшегося бронхита) хорошо помогает прием настоя травы чабреца с добавлением на стакан 1 - 2 столовых ложек меда и чайной ложки медицинского глицерина. Настой принимают в теплом виде по 1 - 2 столовых ложки 4 - 5 раз в день.

- For effective healing of the *pharyngitis, laryngitis*, and also for respiratory infections, use a honey – coltsfoot (*Tussilágo fárfara)* emulsion with propolis. For preparation of 100 grams of emulsion, mix 80 grams of honey, 15 milliliters of coltsfoot juice, and 7 milliliters of a strong 10% extract of propolis. You will get an emulsion of creamy consistency with a good aroma, which lubricates the oral mucosa, tonsils and posterior pharyngeal wall. The course of the treatment should be 20 days.
- For the treatment of *chronic pharyngitis*, good results come from lubrication of the back of the throat with a strong 30% extract of propolis, mixed with glycerol in a 1:2 proportion.
- For the treatment of *catarrh* in the upper respiratory tract, pharyngitis, chronic *pneumonia and bronchial asthma in children*, it is useful to inhale a 5% alcohol solution with propolis in an emulsion in rosehip oil, peach or apricot in proportion of 1:3, 1:2, and 1:1: for from 5 to 20 times for 1-3-5 minutes.
- The juice of lemons and honey helps *coughs*. First, boil the lemon for 10 minutes on a low flame. Take the lemon from the pot, cut it in half and remove the juice and add to the juice 2 tablespoons glycerol, mix and pour honey into a glass. For a weak cough, drink 1 teaspoon a day, for night coughs take 1 teaspoon before sleep and a second if woken during the night with a cough.
- An effective *substance for coughs* – honey with black radish juice. Carefully cut the radish with a knife into large, wide pieces, enough to absorb 2 tbsp of honey. Mix the radish with honey in a bowl and cover it with flat paper and let stand for 3-4 hours. Take 1 teaspoon of the preparation 3-4 times before food and before sleep.
- For *cough*, (of the type persistent bronchitis) an infusion of thyme with additions to a glass of 1-2 tablespoon of honey and a teaspoon of medicinal glycerin. Take the mix warm - 1-2 tablespoon 4-5 times per day.

- От сильного *кашля, коклюша* народная медицина рекомендует "огненное молоко": порезать мелко 10 луковиц, 1 головку чеснока размять в ступке, все это отварить в молоке (пока лук станет мягким), добавить сока мяты и меда (лучше липового). Настоять в течение часа, процедить. Принимать по столовой ложке в течении всего дня.

- При *кашле* у детей рекомендуется народное средство (особенно хорошо помогает при коклюше) : смешивают в соотношении 1:1 мед и теплое оливковое масло и дают ребенку по одной чайной ложке несколько раз в течение дня.

- От *кашля* во время простуды народная медицина рекомендует огуречный сок с медом: на 1\3 стакана огуречного сока 1 столовая ложка меда. Принимать в теплом виде натощак три раза в день.

- От *сильного кашля* рекомендуется сок овощей с медом. Для этого смешивают свежий сок моркови (можно сок редьки, репы) пополам с медом и принимают по одной столовой ложке семь раз в день.

- *При острых и хронических бронхитах, при лечении кашля при коклюше,* как отхаркивающее и смягчающее кашель средство применяют мед с соком подорожника. Для этого смешивают в равных частях мед с соком подорожника и варят на слабом огне 20 минут. Принимать теплой по 1 столовой ложке 3 раза в день перед едой.

- Для лечения *бронхиальной астмы* рекомендуется бальзам из алоэ следующего состава: алоэ - 250 г, кагор 500 г, мед натуральный - 350 г. Перед срезанием листьев растение не поливать в течение 2 недель. Срезанные листья мелко порезать, положить в стеклянную банку, залить кагором и медом. Хорошо перемешать и настаивать 9 дней в прохладном месте, затем отжать и процедить. Принимать первые 2 дня по 1 столовой ложке 3 раза в день, а затем по 1 чайной ложке 3 раза в день.

- Если к соку сырой красной свеклы добавить мед, получится хорошее средство от *насморка*. Для этого готовят 30%-ный раствор меда в соке красной свеклы. Принимают по 5-6 капель в каждую ноздрю 4-5 раз в день.

- For a strong *cough or whooping cough*, folk medicine recommends a "fiery milk": cook in milk 10 finely chopped onions, and one clove of garlic ground in a mortar (until the onions is soft), then add that juice to the honey (best if linden honey). Let it sit for one hour, then filter. Take one tablespoon during the course of one day.
- For children's *coughs* (especially good in helping against whooping cough), folk medicine recommends: mix honey and warm olive oil in a ratio of 1:1 and give one teaspoon to a child several times per day.
- For *coughs during a cold*, folk medicine recommends cucumber juice with honey: 1/3 cup of cucumber juice to one tablespoon of honey. Take it warm on an empty stomach three times a day.
- It is recommended that for *strong coughs* to take vegetable juice mixed with honey. For this, mix fresh carrot juice (also can use juice of radish or turnip) in an even amount with honey and take one tablespoon seven times a day.
- For *sharp and chronic bronchitis*, for the treatment of cough or whooping cough and to alleviate cough, mix honey with ribwort juice. For this, mix honey with ribwort juice and boil on a weak flame for 20 minutes. Take one warm tablespoon three times a day before meals.
- For the treatment of *bronchial asthma*, a balm of aloe is recommended: aloe –250 grams, wine 500 grams, natural honey – 350 grams. After cutting the leaf of the plant, do not pour for two weeks. Shallowly cut the leaf and put in a glass jar, pour in wine and honey. Mix well and place for 9 days in a cool place, then strain. For the first two days, take one tablespoon three times a day and then one teaspoon three times a day.
- A good mixture for *head colds* comes from the juice of a red beet and honey. For this, fix a 30% mixture of honey in the juice of a beet. Take 5-6 drops in each nostril 4-5 times a day.

- При *насморке* в фарфоровой ступке растереть 20г. измельченного прополиса вместе с небольшим количеством сливочного масла, добавить подсолнечное масло до получения общего веса 100г. Все хорошо перемешать. Приготовленным лекарством смачивать небольшие ватные тампоны и закладывать внос два раза в день : утром и вечером.

- При *насморке* мелко нашинковать 1/2 стакана репчатого лука, залить крутым кипятком, (75 -100 мл) накрыть стакан и дать остыть до 40*С. Добавить 1ч. ложку меда, тщательно перемешать, профильтровать. Закапывать пипеткой в нос.

- *Хронический насморк* излечивает втягиваемый в ноздри 20% - ный водный раствор меда.

- Средство от *гриппа* доктора Ильина А.М. В эмалированную кастрюлю нашинковать 1 кг крупного лука, залить его 1250 мл холодной кипяченой воды. Посуду закрыть крышкой. На умеренном огне кипятить в течение 1 часа. Добавить 1 стакан сахара, перемешать и вновь поставить на огонь на 1 час. Затем влить 1 стакан меда, перемешать и кипятить еще 30 минут. После этого засыпают сбор: по 1 ст. ложке душицы, зверобоя, чабреца, цветков липы, ромашки аптечной, листьев кипрея, две столовые ложки листьев мать-и-мачехи, по одной десертной ложке травы марьянника дубравного, листьев мяты, цветков тысячелистника, по одной чайной ложке корня девясила и цветков лаванды. Сбор тщательно перемешать с массой в кастрюле и кипятить в течение 30 мин. Дать остыть , отстоятся в течение 45-50 минут, после чего раствор, не взбалтывая, профильтровать через марлю. Оставшуюся массу также положить на фильтр и отжать ложкой. Полученную микстуру слить в бутылку темного стекла. Хранить в холоде, не более семи дней. Применять микстуру 4-6 раз в день , минут за 30 до еды. Доза одного приема: взрослым - полстакана, детям до16 лет - 2 ст. ложки, до 10 лет - 1 ст. ложка, до 5 лет - 1 дес. ложка.

- При *гриппе* отвары мать-и-мачехи, черной бузины, липы, сухих ягод малины в сочетании с медом (1ст. ложка меда на 200 мл отвара). Принимать по 1ст. ложке 3-4 раза в день.

- При *гриппе*, взять 1ст. ложку меда, 1ст. ложку сухих плодов смородины, столько же сухих ягод малины, залить 1 литром кипятка, выдержать 15 мин. Пить по 0,5 стакана перед едой 3 раза в день.

- For *head colds*, grate 20 grams of crushed propolis in a porcelain mortar together with a small amount of creamy butter and add sunflower oil to get a total weight 100 grams. Mix well. To use the medicine, moisten small cotton balls and apply to the nose two times a day in the morning and evening.

- For *chronic head cold*s, first grate ½ cup of yellow onions and pour drops (75-100 ml) into a glass and warm to 40 degrees Celsius. Add 1 teaspoon honey carefully mix, filter. Put drops in the nose.

- For chronic head colds, treat with drops into the nostrils a 20% water solution with honey.

- Dr. Ilian A. M.'s solution for *flu* is to grate 1 kg of strong onions into a pot and pour in 1250 ml of cold boiled water. Close the top of the pot. On a moderate flame, boil for one hour. Add one glass of sugar, mix and again place on a flame for one hour. Then pour in one cup on honey, mix, and boil again for 30 minutes. After that, cover the mixture: 1 tbsp. oregano, St. John's wort, thyme, linden flower, chamomile, fireweed leaves, two tablespoons of leaves "mother and stepmother", tsp. melampyrum nemorosum grass, mint leaves, yarrow flowers, tsp of the root Elecampane and lavender flowers. Carefully mix the ingredients in a pot and boil for 30 minutes. While cool, let sit for 45-50 minutes and then filter through gauze. Place the rest of the mixture through a normal filter and squeeze. Place the mixture in a dark glass bottle. Place in the cold for no more than 10 days. Take the mixture 4-6 times a day, 30 minutes before meals. One dose equals: for adults ½ glass, for children up to 16 years old – 2 tablespoons, and for children up to ten years old – 1 tablespoon, up to 5 years old – 1 ½ teaspoon.

- For the *flu*, boil coltsfoot, elderberry, linden, dried raspberries, in a solution of honey (one tablespoon honey for 200 ml of boiled solution). Take 1 tablespoon 3-4 times a day.

- For *flu*, take one tablespoon honey, one tablespoon dried currants, some dried raspberries, and add one liter boiling water, let stand for 15 minutes. Drink ½ glass before meals, three times a day.

4

Мед и заболевания органов пищеварения

• *При хроническом гастрите с пониженной секреторной функцией и пониженной кислотностью* (гастрит - воспалительное заболевание слизистой оболочки желудка), мед принимается 3 раза в день за 15-20 мин до еды, 30-60 г в стакане прокипяченной холодной воды, раствор пьют быстро. В таком виде мед сильнее возбуждает двигательную и секреторную функцию желудка и кишечника, способствует выделению желудочного сока, повышению его кислотности.

• Описанная методика может быть использована для лечения хронических атрофических *гастритов с нулевой кислотностью*. Здесь можно принимать раствор меда и во время еды вместе с блюдами соответствующей диеты.

• При *пониженной кислотности желудочного сока* можно с медом принимать сок хрена или черной редьки в соотношении 1:1. Смесь принимать по 1 чайной ложке 3 раза в день за 20 минут до еды; нельзя - при остром нефрите, панкреатите, холецистите, язвенной болезни.

• При *гастритах с повышенной секреторной функцией и повышенной кислотностью* мед рекомендуется за 1-2 часа до еды 3 раза в день, лучше по 30г в завтрак и ужин и 40 г в обед растворенным в стакане теплой воды (пьют медленно, малыми глотками). Мед именно в таком виде лучше усваивается, меньше раздражает слизистую желудка и кишечника, быстрее снимает приступы боли, способствует разжижению слизи, снижает кислотность желудочного сока и улучшает аппетит. Следует иметь в виду, что у некоторых людей, имеющих пониженную кислотность желудка, мед , съеденный натощак вызывает изжогу. В этом случае мед лучше всего добавлять в кашу, творог, молоко или чай; можно принимать его с содой или альмагелем.

• В народной медицине имеются рекомендации при *хронических гастритах* принимать мед с алоэ. Для этого 3-5 летние измельченные побеги алоэ смешивают с медом в соотношении 1:1 примерно по одной чайной ложке того и другого. Смесь принимать по 1 чайной ложке за полчаса до еды 2 раза в день при пониженной кислотности и за 45 минут до еды при повышенной кислотности. Курс лечения 2-4 недели. При необходимости курс лечения можно повторить (определяет лечащий врач).

4

Honey and Illnesses of the Digestive Tract

•   For *chronic gastritis with lower secretory functions and lower than normal acidity level* (gastritis is the inflammation of the lining of the stomach), take honey three times a day 15-20 minutes before meals, 30-60 grams in a glass of boiled cold water and drink the solution quickly. In this state, honey is stronger and acts on the motor and sector functions of the stomach and intestines, helping to distribute gastric juices, increasing its acidity.

•   The following prescribed method may help for the treatment of *chronic atrophy of the stomach* with normal acidity levels. Here you may take a mixture of honey during meals together with dishes of a corresponding diet.

•   For lower than normal gastric acidity, you may take honey with horseradish juice or black turnip in a 1:1 mixture. Take the mixture of one teaspoon three times a day, 20 minutes before meals, never if you have acute nephritis, pancreatitis, cholecystitis, or a peptic ulcer.

•   For *gastritis with higher than normal secretory function and high acidity*, honey is recommended 1-2 hours before meals 3 times a day. However, it is best when 30 grams is taken for breakfast, 40 grams for lunch, and for dinner mixed in a glass of warm water (drink slowly in small drinks). Honey in that form is better absorbed and less irritating to the stomach lining and intestines, quicker releases signs of illness, helping to liquefaction of mucus , lowering acidity of the stomach juices, and increasing appetite.   Following that recommendation, many people, who have excessively high acidity, with honey eaten on an empty stomach remove heartburn. In this case, honey is best added to a warm breakfast of cottage cheese, milk or tea; and also may be taken with baking soda or almagel.

In traditional medicine it is recommended for *chronic gastritis* to take honey with aloe. For this, 3-5 year old crushed prouts of aloe and mix them with honey in a 1:1 ratio (for example, one teaspoon of one to the other). Take one teaspoon of the mixture ½ hour before meals two times a day for too low acidity and 45 minutes before food for high acidity. This treatment should last for 2-4 weeks. If necessary, repeat this course of treatment (after consulting with a doctor).

Необходимо помнить, что сок алоэ - биогенный стимулятор, ускоряющий рост клеток, в том числе и злокачественных новообразований. Поэтому самовольное длительное и беспорядочное применение сока алоэ недопустимо. К тому же есть и противопоказания к его применению: повышенное артериальное давление, беременность, полипы и фиброзные образования.

• При *хронических гастритах с сохраненной секреторной функцией и нормальной кислотностью* мед принимается в тех же дозах, что и при вышеупомянутых гастритах 3 раза в день за 45 минут до еды в стакане воды комнатной температуры. Как правило курс лечения медом больных хроническими гастритами составляет 1-2 месяца.

• В старинных русских лечебниках при *хронических гастритах с пониженной и нормальной секрецией желудочного сока* рекомендуется сок подорожника с медом: мед и сок подорожника смешивают в равных долях и варят на слабом огне в течении 20 минут. Охлажденный сок принимают перед едой по столовой ложке 3 раза в день.

• При *язвенной болезни* мед (доза суточного приема увеличивается до 200г) рекомендуется растворять в стакане кипяченой теплой воды и принимать за 1,5 - 2 часа до завтрака в дозе от 30 до 60 г, за 1,5-2 часа до обеда в дозе от 40 до 80 г и через 2-3 часа после легкого ужина в дозе 30-60 г. Больные язвенной болезнью с пониженной секреторной функцией желудка и низкой кислотностью должны принимать мед за 5-10 минут до еды. Курс лечения 1,5-2 месяца.

• Профессор Ф.К.Меньшиков (1949) предлагал следующую схему лечения *язвенной болезни желудка и двенадцатиперстной кишки:* суточную дозу 400-600 грамм разделить на 3 части и каждую часть принимать 3 раза в день натощак в разогретом виде, для чего сосуд с медом помещают в горячую воду с температурой не более 50 град. С. Курс лечения 15-20 дней.

• *Язвенную болезнь* лечат также и старым народным способом. Суть его заключается в приеме 2х столовых ложек жидкого меда 1 раз в сутки натощак, обычно поздно ночью (закристаллизовавшийся мед следует распустить на водяной бане).

• При *язвенной болезни* принимают 50 % спиртовую вытяжку прополиса по 15-20 капель на воде или кипяченом молоке (или по 50 - 60 капель 30% спиртовой вытяжки) 3 раза в день за 1,5 часа до еды. Срок лечения 18-20 дней. При таком лечении уже через 3 - 4 дня исчезают боли, а к 6 - 8 дню - изжога, тошнота, рвота.

It is necessary to remember that juice of the aloe is a biological stimulant, accelerating growth of cells, including malignancies. Therefore, voluntary long and unregulated taking of aloe juice is not recommended. Some negative indications of prolonged use are: high blood pressure during pregnancy, polyps and fibrosis.

• For *chronic gastritis and preserving secretory function and normal acidity*, take honey 3 times a day 45 minutes before meals in a glass of water at room temperature for upper gastritis. For those with chronic gastritis, this course of treatment should last for 1-2 months.

• In Old Russian medical recipes, it is recommended the juice of goosegrass with honey for *chronic gastritis with lower than normal secretion of gastric juices*: honey and juice of the goosegrass mixed in equal portions and boiled on a weak flame for 20 minutes. This juice should be taken before meals, in one tablespoon doses, three times a day.

• For *ulcers*, a dose daily greater than 200 grams of honey is recommended mixed in a glass of boiled warm water (taken 1 ½ to 2 hours before breakfast in a dose of from 30 to 60 grams, 1/1/2 and 2 hours before lunch in a dose of form 40 to 80 grams, and 2-3 hours after a light dinner in a dose of 30-60 grams). Patients with ulcers caused by excessively low secretary function of the stomach and low acidity need to take honey 5-10 minutes before meals. The course of treatment should be 1 ½ to 2 months.

• Professor F.K. Menshikov (1949) offers the following treatment for *stomach and duodenal ulcers*: daily doses of 400-600 grams divided into three parts and each part taken on an empty stomach in a warm state. For this, mix the honey with warm water in a bowl with a temperature of no more than 50 degree Celsius. Take this course of treatment for 15-20 days.

• *Ulcers* can be cured using the following, old Russian way. The ulcers are cured by taking 2 tablespoons of liquid honey one time a day on an empty stomach, best when late at night (to un-crystallize the honey, place it in a water bath).

• For *ulcers*, take a 50% strong extraction of propolis of 15-20 drops in water or boiled milk (or 50-60 drops of 30% strength) three times a day, 1 ½ hours before meals. This treatment is needed for 20 days. Take this treatment until 3-4 days after pains are relieved or for 6 – 8 days after heartburn, nausea, and vomiting are relieved.

• При *язве желудка* народная медицина рекомендует принимать настой травы сушеницы болотной с медом. Для приготовления лекарства надо залить стаканом кипятка 1 столовую ложку сухой травы сушеницы болотной, настоять в течении 30 минут, процедить и добавить 1 столовую ложку меда. Принимать внутрь по 1 - 2 столовые ложке за 30 минут до еды.

• При хронических желудочных заболеваниях - *гастрите, язве,* а также *воспалении толстой кишки,* народная медицина рекомендует каждый день на протяжении месяца съедать до 8 г прополиса. Его нужно долго жевать, лучше всего на голодный желудок.

• При *колитах* 1 столовую ложку цветов ромашки заварить в одном стакане кипящей воды на 1-2 часа, отфильтровать, добавить 1 чайную ложку меда, и принимать внутрь по 1 столовой ложке 3 раза в день после еды или в виде клизм.

• При лечении *колитов* применяют в чистом виде пергу по 1 чайной ложке 3 раза в день. Курс лечения 1-1,5 месяца. Побочные эффекты отсутствуют.

• При лечении *колитов* положительные результаты дает применение смеси меда и перги. Для приготовления смеси 180 г меда смешивают с 800 г холодной воды и при постоянном помешивании добавляют 50 г перги. Смесь на несколько дней оставляют при комнатной температуре до появления первых признаков брожения (ферментации). Принимают по 100 - 150 грамм перед едой. Курс лечения 1-1,5 месяца .

• Для лечения воспалительных процессов в нижних отделах толстого кишечника *(проктиты, геморрой, трещины, язвочки и эрозии в прямой кишке*) применяют марлевые и ватные тампоны, смоченные в жидком меде или в его 50 %-ном водном растворе. Ставят микро клизмы с медом или мазью Конькова, содержащей в основном мед: 1 часть и рыбий жир: 2 части.

• При *колитах с атонией кишечника,* берут 200 г чеснока, дважды пропускают через мясорубку, добавляют 100г 90 % спирта. Смесь хранят в темной бутылке 20 дней , затем пропускают через полотно и удаляют остатки. Смесь сохраняют 3 дня, добавляют 50г меда и 10г 30 %-ой спиртовой вытяжки прополиса. Применяют 3 раза в день за 30 минут до еды в возрастающей дозе от 1 до 15 капель, затем с 6-го дня идет снижение дозы, на 12-й день прием по 25 капель .

- For *ulcers*, folk medicine recommends taking extract from dried swamp grass with honey. To prepare the medicine, you need to pour 1 tablespoon dried swamp grass in a glass of boiling water, allow it to sit for 30 minutes, strain and add one tablespoon of honey. Take 1-2 tablespoons 30 minutes before meals.
- For chronic stomach ailments – *gastritis, ulcers, and other ailments of the large intestine*, folk medicine recommends eating 8 grams of propolis every day for one month. It is necessary to chew it for a long time because it is better for the empty stomach.
- For *colic*, one tablespoon of daisy flowers boiled in one glass of water for 1-2 hours, filter, add one teaspoon honey, and take one tablespoon three times a day after meals or in an enema.
- For the treatment of *colitis* take one teaspoon of plain pollen three times a day. The course of this treatment should be 1 – 1 ½ months. There should be no side effects.
- For the treatment of colitus, a positive result is given with taking a mixture of honey and pollen. To prepare the mixture, mix 180 grams of honey with 800 grams of cold water and while stirring, add 50 grams of pollen. The mixture should sit for a few days at room temperature until the first signs of fermentation. Take 100 –150 grams before meals. The course of this treatment should be 1 – 1 ½ months.
- For the treatment of inflammatory processes in the lower colon (*proctitis, hemorrhoids, fissures, ulcers in the rectum*), take gauze and a cotton swab dipped in thin honey or in a 50% honey solution in water. Place a micro enema with the honey mixture or ointment, which is composed of a honey base: one part fish oil to two parts honey.
- For *colitis with intestinal atony*, take 200 grams of garlic, which has passed through a meat grinder, and add 100 grams of 90% alcohol. Save this mixture in a dark bottle for 20 days, then pass it through gauze and throw out the remaining pieces. Save the mixture for three days adding 50 grams of honey and 10 grams of 30% liquid propolis extract. Take this three times a day, 30 minutes before meals in an increasing dose of from 1-15 drops, then from the sixth day lowering the dose, and on the 12th day take 25 drops.

• При лечении *заболеваний печени*, мед дополняет диету, соблюдение которой предписано при этих заболеваниях. Мед дается 3 раза в день по 20 грамм (1 столовая ложка) вместе с пищей - кашами, овощами, творогом, простоквашей или перед едой в виде 10 %-ого раствора: 1 столовая ложка на 1 стакан теплой кипяченой воды. Пить малыми глотками. Курс лечения до трех месяцев и более.

• Для лечения *заболеваний печени, желчного пузыря, селезенки* в народной медицине рекомендуется следующий состав: стакан меда и стакан сока черной редьки смешать и принимать 3 раза в день по 0,5 стакана. Смесь при систематическом употреблении предупреждает образование камней в желчном пузыре, повышает гемоглобин крови, в печени улучшает процессы тканевого обмена.

• Лимонный сок в сочетании с медом и оливковым маслом рекомендуют как хорошее средство при *болезнях печени и желчного пузыря.*

• При лечении больных *хроническим гепатитом* положительных результатов добиваются применением перги. Ежедневная норма приема 30 грамм при соответствующей диете в течение 30 дней.

• При *остром гепатите* (проф. А.В.Синяков зав. кафедрой РГАФК) рекомендуется пройти курс лечения прополисным медом.

• При *заболеваниях печени* эффективно действует смесь, состоящая из 1 столовой ложки меда и 1 чайной ложки перги. Принимают ее утром и после обеда.

• При *заболеваниях печени* народная медицина рекомендует применение смеси меда и измельченных ягод черной смородины в пропорции 1:1. Принимать по одной чайной ложке за 30 минут до еды. Курс лечения до выздоровления.

• При *запорах* как слабительное средство. Срезанный лист алоэ положить на 2 недели в холодильник (биостимуляция). Отжать сок и смешать его с медом в равных частях. Мед подвергшийся кристаллизации необходимо распустить на водяной бане. Принимать по полстакана натощак утром.

• При *запорах* как хорошее слабительное средство применяют отвар молодых листьев бузины черной с медом: 20 г листьев залить стаканом кипятка, добавить 1ст. ложку меда. Принимать по 1\4 стакана после еды.

- For the treatment of a *sick liver*, add honey to the diet. Take honey three times a day, 20 grams (one tablespoon) with food – oatmeal, vegetables, cottage cheese, pickles or before meals in a 10% solution: one tablespoon honey to one glass of warm boiled water. Drink in small gulps. Course of this treatment should be 3 months or can be longer.
- For the treatment of *liver ailments, gallbladder and spleen*, traditional medicine recommends the following mixture: one glass of honey and a glass of black radish juice mixed and taken three times a day in ½ cups. This mixture, systematically used, prevents gallstones and increases hemoglobin in the blood, and in the liver it helps the process of tissue regeneration.
- Lemon juice in combination with honey and olive oil is recommended as a good substance for the *liver and gallbladder*.
- For treatment of people with *chronic hepatitis*, positive results are gained with the use of pollen. Everyday use of 30 grams in a corresponding diet for 30 days is necessary.
- For severe *hepatitis*, Professor A.V. Seenyakov recommends a treatment of honey with propolis.
- For liver problems, an effective mixture is composed of a tablespoon of honey and one teaspoon pollen. Take it in the morning and after lunch.
- For *liver ailments*, traditional medicine recommends taking a mixture of honey and crushed black currants in a 1:1 proportion. Take one teaspoon 30 minutes before meals. Continue until health is restored.
- For *constipation*, a laxative compound is needed. Place a cut aloe leaf in the refrigerator for two weeks (for bio-stimulation). Remove the juice from the leaf and mix it with honey (honey that is crystallized needs to be placed in a warm water bath). Take ½ glass on an empty stomach in the morning.
- For *constipation*, a good diuretic agent can be gained from boiled young leaves of black elder with honey: 20 grams of leaves poured into a cup of boiling water, add one tablespoon of honey. Take ¼ cup after meals.

- Смесь цветов и листьев терна является мочегонным и *слабительным* средством. 2 столовые заваривают в стакане кипятка и пьют как чай с медом.

- При *запорах* рекомендуется тыквенная каша с медом. Она улучшает моторную функцию кишечника, усиливает мочеотделение, выделение солей из организма. Для этого, очищенную от кожи и семян тыкву, нарезают мелкими кубиками и припускают на сковороде со сливочным маслом, всыпают манную крупу или пшено (предварительно распаренное), мед, соль, воду и варят до готовности. На 500г. тыквы - 0,5 стакана воды, 60г. манной крупы, 2 ст. ложки меда и 50г. сливочного масла.

- Для лечения *колитов* и устранения *запоров* народная медицина рекомендует употреблять мед в количестве 80-100г в сутки, предварительно растворив в яблочном соке или в холодной воде (кристаллизованный мед предварительно распускают в водяной бане). Указанную порцию принимают одноразово или делят на 2 части и принимают перед едой (натощак) или на ночь. Курс лечения 1-1,5 месяца.

- Хорошо действует *при запорах* и специальная смесь. Чтобы ее приготовить, надо взять в равных пропорциях (например по 100г) сушеных чернослива, кураги, инжира, промыть, обдать кипятком и пропустить через мясорубку. Добавить 100г меда и 5 -7 г александрийского листа (сенны), все тщательно перемешать, сложить в чистую стеклянную банку и хранить в холодильнике. Одну столовую ложку смеси, разведенную в половине стакана холодной воды, принимают ежедневно перед сном.

- Для лечения *запоров* мед принимают с отваром из пшеничных отрубей. 2 столовые ложки отрубей необходимо прокипятить в стакане воды в течение 5-10 минут, охладить и добавить 1-2 столовые ложки меда. Смесь принимать натощак рано утром или вечером перед сном.

- Как легкое послабляющее средство *при запорах* рекомендуется также следующий состав: 2 столовые ложки меда, 100г протертой вареной пищевой свеклы и 2 столовые ложки растительного масла смешать и разделить на 2 части. Одну часть принимают натощак, запив 0,5 стаканом холодной воды, вторую часть принимают перед сном, запивая теплой водой.

- A mixture of flowers and leaves of the blackthorn is a diuretic and laxative. Two tablespoons boiled in a glass of water and drank like tea with honey.

- For *constipation*, a pumpkin kasha with honey is recommended. It helps the motor function of the intestines, strengthens diuresis, and assists in the excretion of salt from the body. For this, clean seeds from the pumpkin, cut small cubes and place in a pan with butter, pour semolina or millet (previously steamed), honey, salt, water and boil until ready. To 500 grams of pumpkin – add ½ cup of water, 60 grams of semolina, two tablespoons of honey, and 50 gram of butter.

- For treatment of *colic and constipation*, traditional medicine recommends the use in 80-100 grams a day of honey, previously made in a solution in apple juice or in cold water (crystallization of the honey previously dissolved in a water bath). The dissolved portion should be taken in one time or divided into two parts and taken before meals (on an empty stomach) or in the night. The course of treatment should be 1-1 ½ months.

- There is a special mixture for *constipation and intestines*. In order to prepare it, it is necessary to take equal proportions (for example 100 grams) of prunes, dried apricots, figs and wash and place them in boiling water and then put them through a meat grinder. Add 100 grams of honey and 5-7 grams of senna, carefully mix all and place in a clean glass jar and save in the refrigerator. One-tablespoon mixture should be mixed with ½ cup cold water and taken everyday before bed.

- For treatment of *constipation*, honey is taken with boiled wheat bran. Two tablespoons of bran should be boiled in a cup of water for 5-10 minutes, left to cool, and added to 1-2 tablespoons honey. The mixture should be taken on an empty stomach early in the morning or in the evening before sleep.

For *constipation*, a light anti-constipation substance recommended using the following components: 2 tablespoon honey, 100 grams grated cooked beets, and 2 tablespoons vegetable oil all mixed together and divided into two parts. Take one part on an empty stomach with ½ cup cold water, take the second part before sleep, with warm water.

Этот состав обладает также и *желчегонными свойствами,* поэтому его используют для тюбажей - слепого зондирования. Для этого всю смесь принимают сразу, запивая стаканом щелочной подогретой воды: Ессентуки, Боржоми, Славянская и т.д., ложатся на правый бок, через 10 - 20 минут выпивают еще стакан теплой минеральной воды, прикладывают к правому боку теплую грелку и лежат в течение 1 часа. На курс лечения - 5 таких тюбажей, через 2-3 месяца курс лечения можно повторить. Тюбаж делают 1 -2 раза в неделю в зависимости от состояния больного.

• Одно из лучших средств (в народной медицине) при болезнях *печени и селезенки* считается чай из репешка обыкновенного (Agrimonia eupatoria L.) с медом. Чай из репешка с медом принимают внутрь 3 раза в день по небольшой чашке. Он устраняет *запоры* и слабость кишечника, растворяет и выделяет из организма *почечный песок,* оказывает терапевтический эффект при раковых опухолях.

• При *геморроях* мед употребляют не только как общеукрепляющее и послабляющее средство, но и местно. В зависимости от локализации геморроидальных узлов необходимо выбрать определенную методику. При наружном их расположении узлы смазывают медом, смешанным с равным количеством свекольного сока, и накладывают на них марлевую прокладку. При внутреннем - лучше применять смесь меда с бальзамом Шестаковского и вводить ее 25-30 г внутрь детской клизмой.

• При возникшем *дисбактериозе кишечника* прием прополиса внутрь в виде водно-спиртовой эмульсии натурального вещества (20 - 30 капель 20 % спиртовой вытяжки прополиса), дает интересные и перспективные результаты.

This composition possesses choleretic properties, therefore it is used for blind sensing. For this, take the whole mixture at once, while drinking alkaline warm mineral water, brands such as Essentuky, Borzhomi, Slavyanskya or others, lie on the right side of your body, after 10-20 minutes drink another glass of warm mineral water, place on the right side a warm water bottle and lay down for one hour. This course of treatment – 5 tests, after 2-3 months it is possible to repeat this. Repeat the testing 1-2 times a week when not sick.

• One of the best substances (in traditional medicine) for illnesses of the *liver and spleen* is considered tea from turnip (Agrimonia eupatoria L.) with honey. Take tea of turnip with honey 3 times a day in a small cup. It alleviates constipation and weak bowels, excretes and dissolves kidney stones from the body, and slows thereafter effects for swelling of tumors.

• For *hemorrhoids*, honey is used not only like a general strengthener and relaxing substance, but a local one. For independence from localized hemorrhoids, it is necessary to choose a certain method. For external nodes, cover with honey, mixed with an equal amount of beet juice and place on a gauze pad. For internal ones – it is better to mix honey with a balm and put it in a 25-30 gram child's enema.

• For increasing *anti-bacterial action of the intestines*, take propolis in a water emulsion of natural substances (20-30 drops of 20% propolis extract), gives positive and good results.

5

Заболевания сердечно-сосудистой системы.

Благодаря наличию комплекса веществ, обеспечивающих нормальные обменные процессы в сердце и хорошую сократительную деятельность миокарда, мед считается целесообразным питательным и лечебным средством при лечении некоторых сердечно - сосудистых заболеваний: ишемической болезни сердца, гипертонии в начальной стадии, миокардита, коронарного атеросклероза, ослабления сократительной деятельности миокарда, нарушения сердечного ритма, предынфарктного состояния, инфаркта миокарда.

После приема меда, глюкоза и фруктоза быстро переходят в кровь и служат энергетическим материалом для сердечной мышцы и других тканей. При этом усиливается способность печени обезвреживать токсины, что имеет большое значение при лечении сердечно - сосудистых заболеваний. Известно, что при сердечной недостаточности появляются нарушения в венозном и артериальном кровообращении, в результате чего наступает накопление продуктов обмена, являющихся токсичными для организма. После приема меда наблюдается улучшение диуреза (по мнению Шмидта, мед содержит флавин, расширяющий канальцы почек), что является ценным лечебным качеством меда, которое облегчает у больных сердечную деятельность, способствует выделению продуктов обмена из организма. Полагают, что употребление меда в течение 1-2 месяцев, благотворно сказывается на больных, ведет к расширению кровеносных сосудов сердечной мышцы, улучшению ее кровоснабжения и притока кислорода к ней, к нормализации в целом нервной деятельности и артериального давления. При этом улучшается общее самочувствие таких больных.

Профессор Т.В. Виноградова и Г.П. Зайцев (1964) сообщали об успешном применении меда при лечении гипертонической болезни. По их мнению в меде содержится, ацетилхолин, обладающий свойством понижать высокое кровяное давление.

5

Ailments of the Cardio-Vascular System

Thanks to the presence of complex substances, honey is considered an expedient nutritional and medicinal substance for the treatment of several cardiovascular illnesses including maintaining normal exchange processes in the heart and steady contracting action of the miacardia. Also illnesses of the heart, hypertension, in the early stages, myocarditis, coronary arteriosclerosis, weakness in the contracting of the miacardia, interruption of the heart system, pre-heart attack condition, and heart attacks.

After eating honey, glucose and fructose quickly enter the blood and serve as energy for heart muscles and other tissues. That strengthening helps the liver to neutralize toxins, which is significant for treatment of cardiovascular illnesses. It is well known that if the heart insufficiently circulates vein and arterial blood, the result is the collection of waste products that may be toxic to the body. After ingestion of honey, improvement of urine output is observed (in the opinion of Smidt, honey holds flavine expanding channels of the kidneys). Decreasing the patient's heart activity and helping to distribute products of exchange from the body appear to be among the most valuable medicinal contribution of honey. It is considered that use of honey for 1-2 months has a wholesome effect on pains, manages to expand circulation of blood, helps the heart muscle supply blood and oxygen to the rest of the body, and normalizes nervous activity and arterial pressure. These effects increase the general well-being of the sick person.

Professor T.V. Vinogradova and G.P. Zeitzev announced in 1964 the successful use of honey for treatment of hypertension. In their opinion, honey contains acetylcholine, which possesses substances to lower high blood pressure.

- По сообщениям ряда авторов при лечении заболеваний, сопровождающихся явлениями недостаточности со стороны *сердечно - сосудистой системы,* мед следует принимать внутрь, как диетическое питательное вещество, по 50 -140 г в сутки на протяжении 1,5 -2 месяцев небольшими порциями с молоком, творогом, соком граната, черной смородины и другими фруктами и овощами, богатыми витамином С.

- Во время лечения *сердечно - сосудистых заболеваний* рекомендуют принимать настой из плодов шиповника с добавлением меда: 1 столовую ложка сухих плодов шиповника заливают двумя стаканами кипятка и варят 10 минут, после охлаждения до 40-50 градусов С процедить и добавить 1 столовую ложку меда. Принимают по 0,5 стакана 2 -3 раза в день. Напиток хранят в хорошо закрывающейся посуде.

- Хорошие результаты в лечении *сердечно - сосудистых заболеваний* дает обогащение медом обычной без натриевой (бессолевой) творожно - молочной диеты. С этими продуктами мед употребляют по 20г на прием 5 - 6 раз в течении суток через равные 4-х часовые промежутки. Используется молоко пресное и кислое, творог и блюда из него, хорошо разваренные крупяные вязкие каши, пюре из вареных овощей, плоды и ягоды в сыром виде, а также пюре из вареных плодов и ягод.

- При лечении *гипертонической болезни* можно использовать следующий состав народной медицины: взять по 1 стакану морковного сока, сока столовой свеклы, сока хрена (получают настаиванием на воде натертого хрена в течении 1,5 суток), 1 стакан меда, сок одного лимона. Хорошо перемешать и принимать по 1 столовой ложке 3 раза в сутки за час до еды или через 2 - 3 часа после еды. Курс лечения 1,5 -2 месяца.

- При лечении *гипертонической болезни* в начальной стадии, хороший эффект наблюдается при приеме пыльцы или перги. Средняя доза приема при этом составляет 0,5 чайной ложки 3 раза в день, а смеси перги с медом приготовленной в соотношении 1:1 - по 1 чайной ложке 3 раза в день. Курс лечения - 3 недели.

- При *гипертонии* народная медицина рекомендует также принимать плоды калины с медом. При этом наблюдается нормализация сокращения сердца, снижается артериальное давление, увеличивается диурез.

- In reports of a host of authors, honey (50-140 grams per day for 1 ½ - 2 months) taken with small portions of milk, cottage cheese, pomegranate juice, black currants, and other fruits and vegetables rich in vitamin C is an effective treatment of illnesses of the *cardiovascular system*.
- During treatment of *cardio-vascular illnesses*, it is recommended to take an extract of dogrose fruit with honey added: one tablespoon dried dogrose fruit poured into two cups boiling water and boil for 10 minutes, the after cooling to 40-5- C, add one tablespoon honey. Take ½ cup 2-3 times a day. Keep the drink well covered.
- Good results in treating *cardio-vascular illnesses* are given by enriching normal honey and no nitrates (without salt) dairy product diet. With those products honey is used 20 grams at a time, 5-6 times a day after equal, four-hour intervals. Use fresh and sour milk, cottage cheese and dishes from it, well-cooked, strong, sticky outmeal, cooked vegetable puree, dried extract and berries in a moist form, and similar purees from cooked extracts and berries.
- For treatment of *high blood pressure*, you are able to use the following combination from traditional Russian medicine: take one cup of carrot juice, beet juice, horseradish juice (take extract in water of grated horseradish in 1½ days) one cup honey, and the juice of one lemon. Mix well and take one tablespoon three times a day, one hour before meals or between 2-3 hours after meals. The course of treatment should be 1½ -2 months.
- For treatment of *hypertension* in its early stages, a good effect can be observed from using pollen or fermented propolis. A medium dose is ½ teaspoon 3 times a day, consisting of a mixture of propolis with honey fixed in a 1:1proportion, one teaspoon 3 times a day. Course of treatment should be three weeks.
- For *hypertension*, traditional medicine recommends taking extract of the snowball tree with honey. From this is observed normalization of contraction of the heart, lowering arterial pressure, and increasing diuresis.

• При *атеросклерозе* назначается сок лука, смешанный с медом в пропорции 1:1. Репчатый лук натереть на терке, сок отжать, смешать с медом, хранить в холодильнике. Принимать 2 -3 раза в день по столовой ложке до еды.

• Для предупреждения и лечения *атеросклероза и других сосудистых заболеваний* в народной медицине пользуется популярностью т.н. "Китайский рецепт ". Готовят этот препарат по следующему рецепту: 200 г очищенного чеснока 2 раза пропускают через мясорубку, заливают 100 г этилового спирта 96 % . Полученную смесь хранят в закрытой посуде из темного стекла в прохладном месте, защищенном от света в течение 20 дней. Затем смесь фильтруют через полотно. Полученную вытяжку хранят еще 3 дня в таких де условиях, затем добавляют 50 г меда и 10 грамм 30-ти % спиртовой вытяжки прополиса. Смесь тщательно перемешивают и получают препарат для лечения, который принимают по схеме приведенной ниже в таблице с небольшим количеством воды. Лечение продолжают до окончания дозы приготовленного по рецепту препарата. Рецепт препарата приведен ниже.

"Китайский рецепт"

Дни лечения	Доза в каплях каждый раз перед едой		
	Утром	**В обед**	**Вечером**
1	1	2	3
2	4	5	6
3	7	8	9
4	10	11	12
5	13	14	15
6	15	14	13
7	12	11	10
8	9	8	7
9	6	5	4
10	3	2	1
11	25	25	25
12	1	2	3
13	4	5	6
14	7	8	9
15	10	11	12

• For *arterial sclerosis,* it is prescribed to take the juice of an onion mixed with honey in a 1:1 proportion. Grate an onion, fry the juice, mix with honey and keep in the refrigerator. Take one tablespoon 2-3 times a day before meals.

• The popular "Chinese Recipe" is used for prevention and treatment of arterial sclerosis and other vascular diseases in traditional Russian medicine. Prepare this preparation accordingly: 200 grams of cleaned garlic twice run through a meat grinder, pour 100 grams of 96%ethyl alcohol. Keep the resulting mixture in a closed dark glass jar in a cool place, being protected from light for 20 days. Then filter the mixture, keep the mixture another 3 days in that environment, then add 50 grams of honey and 10 grams of 30% liquid propolis extract. Carefully mix together and you get a preparation, which must be taken according to the table below with a little water. Treatment should continue until the end of the preparation. The recipe for the preparation is below.

"Chinese Recipe"

Days of Treatmet	Dose (in drops) Every Day Before Meals		
	Morning	Afternoon	Evening
1	1	2	3
2	4	5	6
3	7	8	9
4	10	11	12
5	13	14	15
6	15	14	13
7	12	11	10
8	9	8	7
9	6	5	4
10	3	2	1
11	25	25	25
12	1	2	3
13	4	5	6
14	7	8	9
15	10	11	12

- При *гипертонической болезн степени* больным назначают по 30 - 40 капель 30 % - процентного спиртового раствора прополиса 3 раза в день за 1 час до еды. Курс лечения - 3 недели. Установлено, что препараты прополиса обладают выраженным гипотензивным действием при гипертонической болезни.
- *При гипертонии* пропустить по 0,5кг через мясорубку: лимоны с цедрой без косточек, клюкву, плоды шиповника без семян, добавить 0,5кг меда, тщательно перемешать и выдержать смесь в течении суток. Принимать трижды в день за четверть часа до еды по столовой ложке, хранить в холодильнике.
- При *гипертонической болезни* больным показана смесь меда с равным количеством пропущенных через мясорубку ягод клюквы. Принимают смесь по одной столовой ложке три раза в день до еды.
- При *заболеваниях сердца, гипертонии* дает хороший эффект прием отвара плодов калины с медом. Один стакан плодов залить литром горячей воды, кипятить 8 - 10 минут, процедить, добавить 3 столовые ложки меда. Пить по 0,5 стакана 3 - 4 раза в день.
- *При стенокардии* сок двух лимонов, сок двух больших листьев алоэ, 0,5кг меда соединить и перемешать. Смесь должна отстояться в холодильнике в течение недели. Принимать по столовой ложке трижды в день за час до еды.
- При *ишемической болезни сердца, сосудистых заболеваниях ног* (эндартерииты, варикозное расширение вен), рекомендуется мед с чесноком. Для этого 250 г очищенного и натертого чеснока заливают 350 г жидкого меда, тщательно перемешивают и настаивают в течение недели. Принимают по столовой ложке за 40 минут до еды 3 раза в день в течение 1 -2 месяцев.
- При *варикозном расширении вен* нижних конечностей (А. Ф. Синяков, проф. РГАФК) назначал больным следующее: принимать пыльцу (обножку) по 0,5 чайной ложке три раза в день за полчаса до еды (2 курса по 1,5 месяца), одновременно пить настойку каштана конского по 15 капель в небольшом количестве воды три раза в день за 20 - 30 мин. до еды и выполнять комплекс лечебной гимнастики.

- For *hypertension* patients, place 30-40 drops of 30% propolis solution three times a day one hour before meals. Course of treatment should be three weeks. After that, the propolis preparation possesses a visible blood pressure lowering action for hypertension.
- For *hypertension*, put through a meat grinder ½ kg: lemons with the peel but without seeds, cranberries, extract from dogrose without seeds, add ½ kg honey, carefully mix and hold the mixture for a day. Take one tablespoon three times a day, 15 minutes before meals and keep in the refrigerator.
- For *hypertension*, the sick person can take a mixture of honey and an equal amount of cranberries put through a meat grinder. Take the mixture on tablespoon three times a day before meals.
- For illnesses of the *heart and hypertension*, a mixture from the snowball tree with honey gives good results. One glass of snowball tree extract poured with a liter of hot water boiled 8-10 minutes, strained, add three tablespoons of honey. Drink ½ cup 3-4 times a day.
- For *angina*, add the juice of two lemons, the juice of two big aloe leaves and ½ kg honey together and mix. The mixture needs to sit in the refrigerator for a week. Take one tablespoon three times a day, one hour before meals.
- For *coronary heart disease and vascular diseases of the legs* (endarteritis, varicose veins), honey with garlic is recommended add 250 grams of cleaned and grated garlic to 350 grams of liquid honey, carefully mix, and let sit for one week. Take one tablespoon 40 minutes before meals, three times a day for 1-2 months.
- For *varicose veins of the lower extremities*, Professor A.F. Seinyakov prescribes the following: take ½ teaspoon pollen three times a day ½ hour before meals (2 treatments of 1 ½ months), drink a chestnut tincture of 15 drops in a not large amount of water three times a day for 20-30 minutes before meals, and fulfill a regimen of therapeutic exercise.

- При *варикозном расширении вен* полезны медовые компрессы. На холст наносится слой меда, сверху его закрывают хлорвиниловой пленкой и бинтуют широким бинтом. В первый день компресс оставляют на два часа, во второй и третий - на четыре, а потом - на всю ночь. Курс лечения 45 - 50 компрессов.

- При *ишемической болезни* сердца, чайную ложку натертого свежего хрена смешивают с чайной ложкой меда и медленно съедают за час до завтрака. Данная смесь готовится только перед употреблением. Курс лечения 1 месяц. Если к больным возвращаются кордиональные боли через 2 месяца лечение можно возобновить.

- При *нарушениях сердечного ритма* рекомендуется свежий сок черной редьки смешанный с медом в соотношении 1:1, по 1 столовой ложке 2 - 3 раза в день.

- При заболевании *стенокардией* рекомендуется смесь: сок алоэ - 100 г , меда - 300 г, измельченные грецкие орехи - 500 г и сок 1 -2 лимонов. Принимают по 1 ст. ложке три раза в день за полчаса до еды. Курс лечения 1 месяц.

- При лечении *анемии (малокровия)* пыльцой или пергой (особенно у детей) наблюдается очень быстрое повышение эритроцитов и лейкоцитов в крови, количества гемоглобина , улучшается общее состояние больных. При этом средняя разовая доза пыльцы или перги составляет 0,5 чайной ложки. Принимают ее 2 - 3 раза в день, курсами 3 - 6 недель.

- Как *стимулирующие деятельность сердечно сосудистой системы и головного мозга,* народная медицина рекомендует следующее средство. Взять 1 литр меда, выжать 10 лимонов, пропустить через мясорубку 10 головок (не зубчиков) чеснока. Смешать и оставить в закрытой банке на 7 дней. Принимать ежедневно в течение 2 месяцев по 4 чайных ложки 1 раз в день, не торопясь. По другому источнику, настаивать надо завязав горло банки неплотной тканью, в течении 24 дней, а принимать по 1 чайной ложке 1 раз в день перед сном. Результаты лечения становятся ощутимы после 10 - 14 дней приема средства - исчезает одышка и признаки усталости, появляется хороший сон. Этим русским народным средством вылечиваются даже дряхлые старики, которые не могут пройти и 50 шагов, не останавливаясь для отдыха.

- For *varicose veins*, a honey compress is helpful. On linen, apply a layer of honey on top and cover with plastic wrap and bandage the area with a wide bandage. On the first day, the compress should stay for two hours and on the second and third days, 4 hours, and then - all night. The course of treatment should be 45-50 compresses.

- For *coronary heart disease*, one teaspoon of fresh grated horseradish mixed with one teaspoon of honey and slowly eaten one hour before breakfast. Fix the mixture only right before use. The course of treatment should be one month. If the patient again feels heart pain after two months of treatment, you may repeat.

- For *interruption of the heart rhythm*, fresh black radish juice mixed with honey in a 1:1 proportion is recommended, one tablespoon 2-3 times a day.

- For angina, the following mixture is recommended: juice of aloe - 100 grams, honey - 300 grams, minced walnuts - 500 grams, and the juice of 1-2 lemons. Take one tablespoon three times a day, ½ hour before meals. Course of treatment should be one month.

- For treatment of *anemia*, pollen or fermented pollen (especially of for children) exhibits a very fast increase in white and red blood cells in the blood, the amount of hemoglobin, and general increased condition of the patient. For this, a medium size dose of pollen or fermented pollen up to ½ teaspoon is recommended. Take it 2-3 times a day. The course of treatment should be 3-6 weeks.

Like the stimulating action of *cardio-vascular systems and brain*, traditional medicine recommends the following substance. To one liter of honey, add the juice from 10squeezed lemons, and add 10 heads of garlic (not cloves) that have been through a meat grinder. Mix and place in a closed jar for seven days. Take this everyday for two months, four tablespoons a day very slowly. From a different source, cover the jar with a thin cloth in 24 days, take one teaspoon a day before sleep. Results of this treatment can be seen after 10-14 days of taking this substance - shortness of breath and signs of tiredness, will disappear and you will experience good sleep. This Russian traditional medicine will heal even elderly people, which are not able to walk and are not able to rest.

6

Заболевания нервной системы.

Применение меда при лечении заболеваний нервной системы, после того как был исследован его сложный состав, получило научно обоснованный характер. Активно участвуя в обмене веществ организма, пчелиный мед оказывает укрепляющее действие на нервную клетку. Известно влияние глюкозы и фруктозы на нервную систему, которые улучшают питание клеток, усиливают окислительные процессы. Это действие сахаров усиливается витаминами и минеральными веществами, находящимися в меде. Натрий и калий в меде содействуют сохранению ионного равновесия в организме и таким образом функция нервной системы улучшается. Органические кислоты, белки, ферменты, алкалоиды и ароматические соединения, содержащиеся в меде, также оказывают благотворное влияние на функциональную деятельность нервной системы.

• При *неврозах, неврастении, бессоннице* рекомендуется принимать по 100 - 120 г в сутки в течение 1 -2 месяцев, утром и вечером по 30 г , а после обеда 40 г. Вечером растворяют мед в стакане теплой воды или молока и выпивают за полчаса до сна.

• При *неврозах, неврастении* хорошие результаты наблюдаются при употреблении утром и вечером по 30 - 40 г меда с добавлением 1\3 чайной ложки маточного молочка. Принимают смесь до наступления улучшения.

• При *заболеваниях нервной системы* хороший лечебный эффект оказывает применение смеси, состоящей из 1 столовой ложки меда и 1 чайной ложки перги, которую разводят в стакане воды комнатной температуры. Принимают утром и после обеда по 30 - 40 грамм. Через 1 -2 недели наступает улучшение.

• При *неврастении* народная медицина рекомендует следующее средство: смесь из одной столовой ложки мяты и одной столовой ложки ромашки заливают двумя стаканами кипятка, закрывают крышкой на 1 час и затем процеживают. Добавляю 2 столовые ложки меда и принимают готовый препарат по 1 - 2 столовых ложки 3 раза в день до наступления улучшения самочувствия (2 - 3 недели).

6

Illness of the Nervous System

The complex chemical makeup of honey has been researched with respect to the calming character of honey when used for treatment of illnesses of the nervous system. Honey shows a strengthening action on nerve cells by actively participating in chemical exchange in the body. The influences of glucose and fructose on the nervous systems are well known for improving the nutrition of the cells and strengthening the oxidizing process. This action of sugar is strengthened with the vitamins and minerals found in honey. In honey, sodium and potassium act to preserve ionic equilibrium in the body and in that manner increases the function of the nervous system. The organic acids, protein, enzymes, alkaloids, and aromatic compounds in honey, also show a positive influence on the functional activity of the nervous system.

• For *irritability, neurasthenia, and sleeplessness*, it is recommended to take 100-200 grams a day for 1-2 weeks in the morning and evening 30 grams and after dinner 40 grams. At night, stir honey into a glass of warm water or milk and drink ½ hour before bed.

• For *irritability and neurasthenia*, good results are observed from the use in the morning and evening of 30-40 grams of honey added into 1/3 a teaspoon of royal jelly. Take this mixture until better.

• For *illnesses of the nervous system* good results come from the use of a mixture composed of one tablespoon honey and one teaspoon fermented pollen dissolved into a glass of room temperature water. Take in the morning and after lunch 30-40 grams. After 1-2 weeks, you should feel better.

• For *insomnia*, traditional medicine recommends the following solution: mix one tablespoon mint and one tablespoon chamomile and pour into two cups of boiling water, cover for one hour, and then strain. Add two tablespoon of honey and take 1-2 tablespoons of the preparation three times a day until you feel better (2-3 weeks).

• При *бессоннице,* как успокаивающее средство, рекомендуется принимать на ночь раствор меда. Для этого необходимо 1 столовую ложку меда растворить в стакане теплой воды с лимоном или в кефире. Принимать до наступления улучшения (1 -2 недели).

• При *бессоннице* хорошо помогает регулярное употребление двух столовых ложек меда (вместо ужина). Мед можно намазать на кусок 50 г ржаного или пшеничного хлеба и съесть за 1 - 1,5 часа до сна. Это средство не только успокаивает нервы но и благотворно влияет на работу кишечника.

• При *бессоннице* хорошо помогает мед в смеси с яблочным уксусом. Для этого берут 3 чайные ложки яблочного уксуса на стакан меда. Перед сном принимают по 2 чайные ложки этой смеси. В случае необходимости прием препарата можно повторить среди ночи или увеличить дозу.

• При *неврозах* рекомендуются медовые ванны, благотворно влияющие на организм в целом. Методика приема медовых ванн такова: температура воды - 37 градусов С, длительность 15 - 20 минут. После наполнения ванны водой в нее добавляют 60 граммов меда (2 столовые ложки). Курс лечения состоит из 12 - 15 ванн, ежедневно или через день. Медовые ванны можно чередовать с хвойными, шалфейными. Противопоказания к приему медовых ванн - непереносимость меда, сердечно - сосудистая и легочная недостаточность, опухолевый процесс, активный воспалительный очаг, заболевание крови, сахарный диабет.

• *Когда жизненные силы истощены*, поможет коктейль, принимаемый трижды в день перед едой по десертной ложке: сок четырех лимонов смешивается с 300 граммами меда, полкилограммом толченых грецких орехов и ста граммами чудотворного сока алоэ.

• При *головной* боли рекомендуют принимать по 40 капель 20 % спиртовой вытяжки прополиса, которыми пропитывают хлеб и съедают.

- For *insomnia*, a soothing honey solution is recommended to take at night. For this, you need one tablespoon of honey mixed in a cup of warm water with lemon or kefir. Take until you feel better (1-2 weeks).

- For *insomnia*, it is very helpful to regularly use two tablespoons of honey (instead of dinner). Honey may be spread on 50 grams of rye or wheat bread and eaten 1-1½ hours before sleep. This mixture not only calms the nerves, but also positively influences the working of the stomach.

- For *insomnia*, honey with apple cider vinegar helps a lot. For this, mix three teaspoons of apple cider vinegar and one cup of honey. Before sleep take two teaspoons of this mixture. If it is necessary, you can take the preparation again during the night or up the dose.

- For *neurosis or beneficial influences on the whole body*, a honey bath is recommended. The method to take a honey bath is the following; the temperature of the water should warmed to 37 degrees Celsius for a duration of 15-20 minutes. After filling the tub with water, add 60 grams of honey (about two tablespoons). This course of treatment should be from 12-15 baths, every day or every other day. A honey bath may alternate with a pine needle or sage bath. Counter-indicators from taking a honey bath - intolerance of honey, cardio-vascular and lung insufficiencies, a swelling process, active feeling of burning, illness of the blood, or diabetes.

- For *exhaustion*, you may take a cocktail three times a day before meals in ½ teaspoon: juice of four lemons mixed with 300 grams of honey, ½ kg of crushed walnuts and 10 grams of good aloe juice.

- For *headaches*, it is recommenced to take 40 drops of 20% propolis tincture spread on bread and eaten.

7

Заболевания органов зрения.

• При лечении различных *заболеваний роговицы* (Уфимский НИИ глазных болезней), общее и местное лечение дополнялось назначением дважды в день прополиса: 5 - % прополис на вазелиновом масле вводили под верхнее веко для равномерного распределения его по глазу (100 гр. вазелина или вазелинового масла распускают в эмалированной посуде, доводя до кипения, затем снимают с огня и охлаждают до 50 - 60 град. С. В охлажденный вазелин добавляют 5,0 грамма размельченного прополиса, смесь нагревают до 70 - 80 град. С, плотно закрыв посуду. Полученную смесь фильтруют в горячем состоянии через марлевый фильтр и расфасовывают в стерильный флакон. Препарат не снижает терапевтическую активность в течение года). После закладки мази ощущается легкое жжение, которое проходит через 5 - 7 минут. Под влиянием прополиса гнойная язва быстрее очищалась от гноя, эпителизация ее ускорялась на 6 - 10 дней. Срок лечения в стационаре укорачивался на 3 - 8 дней. При герпетических кератитах ускорялась регенерация эпителия, быстро стихали воспалительные явления. Дефект эпителия роговой оболочки исчезал на 3 - 7-ый день. Лечение семи больных с эпителиальным кератитом только 5 % мазевым раствором прополиса на вазелине привело к выздоровлению на 7 - 10 день, на 3 - 5 дней быстрее, чем в контрольной группе, где получали гаммаглобулин, интерферон и сульфаниламиды. При дистрофических кератитах уменьшается сухость, светлеет роговица, улучшается зрение.

• *Катаракту* лечат медовыми каплями. Часть цветочного меда (желательно майского, т.к. в мае цветет медуница, а ее нектар полезен сосудам глаз, как нектар ландыша для сосудов сердца) разводят двумя частями теплой вскипевшей воды. Тщательно перемешать, процедить, перелить в пузырек темного стекла. Хранить в прохладном месте. Капли годны только два дня. Питательные медовые капли полезны всем, кто носит очки.

7

Illnesses of the organs of sight

• For treatment of different *illnesses of the cornea* (Ufa Institute for Eye Disease), general and local medicine of propolis is a prescribed two times a day: 5% propolis mixed with in Vaseline and placed on the top of the eyelid for uniform distribution on the eye. To prepare, place 100 grams of Vaseline or similar oil placed in an enamel bowl, bring to a boil then take from the flame and cool to 50-60 degrees Celsius. As the Vaseline cools, add 5 grams of pulverized propolis, mix and heat to 70-80 degrees Celsius, and tightly close the lid. Filter the resulting mixture while hot through a cheesecloth filter and pack in a sterile bottle. The therapeutic value of this preparation will not diminish over a year. After applying the lotion you will feel a light burning, which lasts 5-7 minutes. Under the influence of the propolis, the pustulent sore quickly clears out the pus, epithelialization takes place quickly - in 6-10 days. Duration of the treatment in a hospital will shorten the treatment to 3-8 days. As herpetic keratitis accelerates the regeneration of the epithelium, it quickly abates the visible inflammation. Defects of the epithelia cornea disappear in 3-7 days. Treatment of such diseases is only 5% lotion with solution of propolis to Vaseline will heal in 7-10 days, 3-5 days faster than in the control group, where they received a gamma-globulin, interferon, and sulfonamides. For dystrophic keratitis, it lessens the dryness, lightens the cornea and improves vision.

• *Cataracts* can be treated with honey eye drops. Mix part flower (preferably in May, because lungwort flowers in May, and its nectar is useful for vessels in the eye, as the nectar of lily of the valley for the vessels of the heart) with two parts warm, boiled water. Carefully mix, strain and pour in a dark glass jar. Keep in a cool place. Drops are suitable for only two days. Eating honey drops is useful for all that wear glasses.

- При *конъюнктивитах* (воспалениях наружной оболочки глаза и соединительной оболочки, покрывающей заднюю поверхность век), *кератитах* (воспалениях роговой оболочки глаза) и *язвах роговицы* хорошо помогают медовые растворы (ими орошают зону болезненности или используют в виде примочек и мазей, чаще в смеси с антибиотиками). Для глазных капель и примочек готовят 30 % - ный раствор меда.
- Больным *глаукомой* хорошо 2 раза в год по месяцу принимать цветочную пыльцу или пергу - продукт, богатый витаминами и микроэлементами, по 10г в сутки.
- При свежей *катаракте* рекомендуется делать примочки на глаза из 20 % раствора меда : 1 чайная ложка чистого меда на стакан воды, кипятить 5 минут.
- При *болях в глазах* народная медицина советует прикладывать к глазам распаренную траву чистотела с медом или отвар травы чистотела с медом.
- Для *улучшения зрения* можно намазывать глаза соком корня фенхеля в смеси с медом.

8

Заболевания кожи, лечение ран и ожогов.

- *Увядающую кожу лица* можно восстановить медом. Его разводят в равном количестве с водой и касательными движениями пальцев наносят на лицо. Маску держат 30 - 40 минут, периодически увлажняя кожу. Затем умыться и промокнуть лицо льняным полотенцем (не махровым - оно действует, как терка). После нескольких таких процедур кожа станет гладкой, мелкая сетка морщин расправится.
- Огуречный сок вместе с медом используется как одно из средств в комплексном лечении *угревой сыпи*. С этой целью 3 столовые ложки измельченных огурцов заливают стаканом крутого кипятка и настаивают в течение 2 - 3 часов. Затем поцеживают, отжимают и к настою добавляют 1 чайную ложку меда, мешают до полного растворения меда. Полученную смесь тампоном наносят на лицо, через 30 - 40 минут лицо умывают прохладной водой.
- При *угревой сыпи* используют настой шалфея с медом. С этой же целью можно применять настойку календулы (ноготков) с медом.

- For *conjunctivitis* (inflamed outer iris and connective tissue, covering the back of the upper eyelid) keratitis (inflammation of the cornea) and sore of the cornea well help with a honey solution (of pain or irrigate the area used in the form of lotions and ointments, usually in admixture with antibiotics) - eye drops and lotion fixed in a 30% solution of honey.
- Two times a year, take flower pollen or fermented pollen helps patients with *glaucoma* – they are products rich in vitamins and micro-elements, 10 grams a day.
- For fresh *cataracts*, it is recommended to use a lotion on the eyes from a 20% honey solution: one teaspoon of clean honey in a glass of water, boiled for 5 minutes.
- For *sores in the eyes*, traditional medicine recommends the application of steamed celandine grass with honey or extract of celandine herbs with honey to the eyes.
- For *improved sight* you may apply your eyes with fennel root juice in a mixture with honey.

8

Skin Illnesses and Treatment of Wounds and Burns

- *Aging skin* may be rejuvenated with honey. Mix it in an equal amount with water and apply with a careful motion to the face. Keep the mask on for 30-40 minutes, periodically moistening the skin. Then wash and dry your face with a linen towel (not smooth - it would act like a grater). After a few such procedures, the skin will become smooth as fine wrinkles are smoothed out.
- Cucumber juice together with honey is used like one of the substances in a complex treatment of *acne*. With that goal, three tablespoons of finely minced cucumbers are poured with a cup of boiling water and keep for 2-3 hours. Filter, press, and add one teaspoon of honey, then mix until fully mixed with the honey. Apply the resulting mix to the face with a cotton swab and after 30-40 minutes wash the face with cool water.
- For *acne*, use an infusion of sage with honey. With that goal, you may mix the infusion of marigolds with honey.

- В народной медицине известны способы лечения *экземы, ожогов, язв, болезненных мозолей* соком свежего картофеля с медом, добавление которого многократно усиливает противовоспалительные свойства средства.

- При лечении *трофических язв, трудно заживающих ран, кожных* и других болезней удобно использовать мази и свечи, изготовленные на основе прополиса, которые можно изготовить в домашних условиях на основе т.н. мягкой вытяжки прополиса (50 % -ную вытяжку прополиса выпаривают на водяной бане до получения мягкой массы бурого цвета, которая имеет плотность меда). Для приготовления мази на водяной бане растапливается 20 г ланолина и 80 г вазелина. Все это тщательно перемешивается с 10 г мягкой вытяжки прополиса (10 % мази наиболее эффективны). При остывании образуется мазь с приятным запахом. Мазь с прополисом оказывает хорошее воздействие на трудно заживающие раны, снимает боль, подавляет бактериальную флору, стимулирует регенерацию тканей, оказывает дезодорирующий эффект. Действенна она при лечении ожогов и целого ряда кожных болезней : гнездовой плешивости, дерматитах, микроспории, пиодермии, экземе, эпидермофитии, себорейной экземе и других.

- Для лечения долго *незаживающих ран и язв* рекомендуется мазь: мед 80 г, рыбий жир 20 г, ксероформ 3 г. Мазь накладывать на очищенную рану в виде повязки.

- Для лечения *язв и ран* можно использовать следующую смесь: залить кипятком 1 столовую ложку сухой ставы сушеницы болотной, настоять в течении 30 минут, процедить на стакан настоя добавить 1 столовую ложку меда. Применять наружно для промывания ран и язв.

- Для *лечения ран* применяют настой эвкалипта с медом. На 0,5 литра воды взять 50 г сухих листьев эвкалипта, кипятить 3 - 4 минуты, процедить и добавить 2 столовых ложки меда. Применять в виде примочек и ванночек для лечения ран.

- Для лечения *экземы, ожогов, язв, пиодермии, флегмонозных угрей, болезненных мозолей* народная медицина рекомендует, как эффективное средство следующее средство. Очищенный сырой картофель натереть на терке, на 0,5 стакана полученной кашицы добавить 1 чайную ложку меда и тщательно перемешать.

• In traditional medicine, it is well known that fresh potato juice with honey (which contains many things that strengthen its anti-inflammatory qualities) is used to help treat *eczema, burns, sores, sore calluses*.

• For treatment of *skin sores, hard to heal wounds, and other skin illnesses*, use ointment and suppositories that have been prepared with a propolis base. This may be prepared at home using a base of moist propolis extract (50% extract of propolis steamed in a water bath until you receive a weak brown color, which has the density of honey). For preparation of the ointment in the water bath, melt in 20 grams of lanolin and 80 grams of Vaseline. Carefully mix all with 10 grams of weak propolis extract (10% ointment is even most effective). This ointment also has a good smell. This propolis ointment shows good results for slow healing wounds, removing pain, cutting bacteria levels, stimulating tissue regeneration, and showing a deodorizing action. Its action for treatment of burns and a whole raft of skin illnesses: baldness, dermatitis, microspore, eczema, pyoderma and others.

• For treatment of *slow healing wounds and sores*, you may use the following mixture: 80 grams honey, 20 grams fish oil, and seroform 3 grams. The ointment should be applied to the clean wound with a bandage.

• For treatment of *slow healing wounds and sores*, an ointment is recommended: pour one tablespoon boiling water to dried swamp weed, sit for 30 minutes, filter to a glass, and add one tablespoon of honey. Apply to the outside of the clean wound or sore.

• For treatment of a wound, take eucalyptus extract with honey: to ½ liter of water, take 50 grams of dried eucalyptus leaves, boil 3-4 minutes, drain, and add two tablespoons of honey. Place the mix onto a cotton swab and wash for the treatment of the wound.

• For the treatment of *eczema, burns, sores, acne, and painful calluses*, traditional medicine recommends the effective combination that follows. Grate ½ cup of cleaned, wet potatoes (which gives a gruel), add one teaspoon honey, and   carefully   mix.

Смесь слоем 1 см положить на марлевую салфетку и приложить к пораженному участку, зафиксировать бинтом, держать не менее 2 часов. После снятия салфетки просочившуюся на рану смесь осторожно убрать. Такие повязки в течение дня можно делать несколько раз. На ночь на пораженную поверхность кожи рекомендуется наложить повязку с прополисной мазью, а днем вновь повторить аппликации из картофеля и меда.

• Для лечения *хронической экземы* народная медицина рекомендует мазь: 50 г подогретого до 40 - 45 град. С меда тщательно смешивают с 10 г чистого березового дегтя. Готовую смесь хранят при температуре + 4 град. С. После электрофореза с натуральным медом на очаг поражения накладывают повязку с мазью. Процедуру делают ежедневно в течение 15 - 20 дней. По необходимости курс лечения можно повторить.

9

Лечение других заболеваний.

• При *половом бессилии* смешать пыльцу с медом в соотношении 1:1 и принимать ее по 1 чайной или 1 десертной ложке 2 - 3 раза в день. Курс лечения 4 -6 недель. Если пыльца или перга смешана с медом в соотношении 1:2 , то разовая доза должна составлять 1 десертную или 1 столовую ложку в зависимости от веса больного. Эффективность может быть повышена, если одновременно с лечением пыльцой (пергой), принимать аптечную настойку радиолы по 10 капель 3 раза в день.

• При *половом бессилии* свежий сок моркови с медом в соотношении 1:1 принимают по 1\4 стакана 3 раза в день. Эта же смесь весьма полезна и при расстройствах пищеварительного тракта.

• При *половом бессилии* народная медицина рекомендует принимать медовый бальзам. Возьмите 500г цветочного меда, 500г свежеизмельченных листьев алоэ 3 - 5 летнего возраста, которое не поливали 5 дней до момента срезания листьев и 500г красного вина. Все перемешайте и поставьте на 5 дней в темное и холодное место. Процедите и принимайте по 1 чайной ложке 3 раза в день за 1 час до еды, постепенно увеличивая дозу в течении 7 дней до 1 столовой ложки на прием 2 - 3 раза в день. Курс лечения один месяц. После недельного перерыва курс следует повторить.

- Place the mixture in a layer 1 cm linen napkin and place on the wounded area, fix with a bandage and hold not less than two hours. Take the napkin away after allowing the medicine to filter into the wound. Use that type of bandage several times during the day. At night, cover the wounded area of skin with a bandage with propolis ointment and repeat in during the day the application of potato and honey.
- For treatment of *chronic eczema*, traditional medicine recommends to do the following ointment: warm 50 grams heated to 40-45 degrees Celsius. Carefully mix honey with 10 grams of clean birch tar. After fixing the mixture, keep it at a temperature of 4 degrees Celsius. After electrophoresis with natural honey, apply a bandage with the ointment to the wound. Repeat this procedure everyday for 15-20 days. If needed, you may repeat the course of treatment.

9

Treatment of other illnesses

- For *impotence*, mix pollen with honey in a 1:1 proportion and take it one teaspoon or 1/3 teaspoon 2-3 times a day. Course of this treatment should be 4-6 weeks. Use pollen or fermented pollen mixed with honey in a 1:2 proportion and equal doses consisting of ½ teaspoon or one tablespoon depending on the weight of the patient. The effectiveness may be increased if at the same time with the pollen or fermented pollen, take the pharmacy flaxseed lotion of 10 drops, three times a day.
- For *impotence*, it is recommended to mix fresh carrot juice with honey in a 1:1 proportion and take 1/4 glass three times a day. This mixture is also helpful for disorders of the digestive tract.
- For *impotence*, traditional medicine recommends taking honey balm. Take 500 grams of flower honey, 500 grams of freshly minced aloe leaves of 3-5 year old plant (which have not been cut for five days until the necessary moment), and 500 grams of wine. Mix all and place for 5 days in a dark and cold place. Strain and take one teaspoon three times a day one hour before meals, gradually increasing the dose in the course of seven days until you take one tablespoon 2-3 times a day. Course of this treatment should be one month. After a week break, you may start the course again.

- Для *смягчения волос* можно самим приготовить медовый шампунь. Для этого 30 г аптечной ромашки заливают 100 г кипятка и настаивают 1 час. Все процеживают, в настой добавляют 1 десертную ложку меда. Предварительно вымытые волосы обильно смачивают раствором. Через 30 - 40 мин волосы промывают теплой водой без мыла. Такую процедуру проводят один раз в 10 - 12 дней.

- Для лечения хронических гнойных *воспалениях среднего уха* успешно применяют 40 % спиртовую вытяжку прополиса в смеси с растительным маслом в соотношении 1:4. Марлевый тампон пропитывают масляно - спиртовой эмульсией и ежедневно на ночь вводит в слуховой проход. Курс лечения - 10 - 15 процедур.

- *Общеукрепляющее, тонизирующее, омолаживающее* средство : смесь из 1 чайной ложки лимонного сока, 1 чайной ложки меда и 1 чайной ложки оливкового масла принимать ежедневно утром натощак.

- *Общеукрепляющее, тонизирующее, омолаживающее* средство - отвар зерен овса с медом. Один стакан зерен овса в шелухе промыть в воде несколько раз, залить 5 стаканами воды и кипятить на слабом огне до тех пор пока объем не уменьшится на половину. Долить воду до первоначального объема, процедить. В процеженный отвар добавить столько же по объему молока и вскипятить. Затем остудив смесь до 40* С добавить 2 - 4 столовые ложки меда и еще раз вскипятить. Напиток принимать в теплом виде по 1 стакану 3 раза в день за час до еды. Особенно полезен при старческой слабости.

- For *softer hair* you may prepare a honey shampoo. For this take 30 grams of pharmacy chamomile poured into 100 grams of boiling water and leave for one hour. Strain it all and add 1/3 teaspoon of honey. Consequently, apply the mixture to the hair. After 30-40 minutes wash the hair with warm water without soap. Repeat that procedure one time a day for 10-12 days.

- Taking a 40% propolis tincture in a mixture with vegetable oil in a 1:4 proportion is a successful treatment for *chronic inflammation of the middle ear*. Put the emulsion on a linen swab - place in the ear every night. Course of treatment should be 10-15 procedures.

- Generally *strengthening tonic and rejuvenator*: mix from one teaspoon lemon juice, one teaspoon honey, and one teaspoon olive oil and take everyday in the morning on an empty stomach.

- Generally *strengthening tonic and rejuvenator* - Oats with honey. Pour in 5 cups of water to one cup of oats grains in the husks rinses in water several times and boil until it reduces by half. Pour water to the first volume, strain. To the filtered broth add an equal volume of milk and boil. Then bring the mix to 40 degrees Celsius add 2-4 tablespoons of honey and again boil. The drink is taken in a warm manner of one cup three times a day one hour before meals. This is especially useful for old age.